本书翻译项目由
博茨瓦纳开放大学和上海师范大学共同申请
得到中国驻博茨瓦纳大使馆支持

The translation project was jointly initiated by the Botswana Open
University and Shanghai Normal University. It was supported by the
Embassy of China in Botswana.

周末葬仪

Saturday Is for Funerals

[博茨]尤妮蒂·道　[美]麦克斯·埃塞克斯　著

卢敏　朱伊革　译

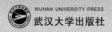

WUHAN UNIVERSITY PRESS
武汉大学出版社

图书在版编目(CIP)数据

周末葬仪/(博茨)尤妮蒂·道,(美)麦克斯·埃塞克斯著;卢敏,朱伊革译.—武汉:武汉大学出版社,2019.12
ISBN 978-7-307-21203-9

Ⅰ.周… Ⅱ.①尤… ②麦… ③卢… ④朱… Ⅲ.获得性免疫缺陷综合征—防治—文集 Ⅳ.R512.91-53

中国版本图书馆 CIP 数据核字(2019)第 219505 号

责任编辑:谢群英   责任校对:汪欣怡   整体设计:韩闻锦

出版发行:**武汉大学出版社** (430072 武昌 珞珈山)
(电子邮箱:cbs22@ whu.edu.cn 网址:www.wdp.com.cn)
印刷:武汉中远印务有限公司
开本:787×1092 1/32 印张:8.75 字数:151 千字
版次:2019 年 12 月第 1 版 2019 年 12 月第 1 次印刷
ISBN 978-7-307-21203-9 定价:48.00 元

译者前言

一、本书在国外的影响力

《周末葬仪》(*Saturday Is for Funerals*，2010)是首部向世界公开讲述博茨瓦纳艾滋病猖獗状况及博茨瓦纳政府与世界抗艾滋病组织共同对抗艾滋病的努力及所取得的成绩的著作，用故事加医学分析的方式教育民众正确理解、预防、治疗艾滋病。文字通俗易懂，针对性强，在国际社会深受关注，得到广泛好评。此书获得2010年美国出版协会学术卓越奖(Prose Award)临床医学类提名奖。被美国图书馆协会《选择》(*Choice*)杂志评为2010年杰出学术著作。

此书于2010年首次由哈佛大学出版社出版发行，2011年、2012年再版。在亚马逊(amozon. com)网上的销量排名领先，读者评价很高。

二、作者简介

尤妮蒂·道（Unity Dow，1959—　），曾是博茨瓦纳高级法院的首位女性法官，从业律师，后任博茨瓦纳教育部部长，现任博茨瓦纳外交部部长。尤妮蒂·道在国际法律界以《公民身份案：博茨瓦纳共和国司法部部长诉尤妮蒂·道》(*The Citizenship Case*: *The Attorney General of the Republic of Botswana vs. Unity Dow*，1995) 著称。尤妮蒂·道的胜诉促成博茨瓦纳《公民身份法案》(*Citizenship Act*) 的修订，使博茨瓦纳女性公民与外籍男性公民婚生子女享有博茨瓦纳公民身份权利。尤妮蒂·道还著有四部小说：《天际之外》(*Far and Beyon'*，2000)，《无辜者的呐喊》(*The Screaming of the Innocent*，2001)，《平衡真相》(*Juggling Truth*，2003)，《天要塌了》(*The Heaven May Fall*，2006)。其作品主要关注西方与博茨瓦纳传统价值观的冲突、非洲女性权益和艾滋病问题。作品均以英文写作，插入少量茨瓦纳族语，文字简洁，注重事实和逻辑推理。作品在博茨瓦纳和英国、美国、澳大利亚出版，在国际社会引起极大的关注。

麦克斯·埃塞克斯（Max Essex，1939—　）是哈佛大学公共卫生学院教授，1986年获得美国最高医学奖——拉斯克奖（Lasker），自1982年起从事艾滋病研究，为哈佛大学公共卫生学院艾滋病研究计划（Harvard AIDS Initiative）主席，博茨瓦纳-哈佛艾滋病研究所（Botswana-Harvard AIDS Institute）主席，与塞内加尔、泰国、博茨瓦纳、印度、墨西哥、中国等合作研究，在艾滋病领域取得很多突破性成就，获诸多殊荣，发表论文580多篇，专著11本，《周末葬仪》是其最新著作。

三、翻译出版的意义

自1981年美国发现首例艾滋病以来，艾滋病在全球蔓延扩散，给公众健康造成极大威胁。20世纪90年代，艾滋病迅速发展，非洲成为重灾区。1996年联合国特设联合国艾滋病规划署（UNAIDS），以引领全球和各国积极应对艾滋病。博茨瓦纳作为一个国家尤其遭到艾滋病重创，到21世纪初，国家面临民族灭绝的危机。博茨瓦纳政府动用财力、人力资源，联合外国政府、大学、企业等进行干预，以控制、预防和治疗艾滋病。博茨瓦纳政府采取的干预措施包括：提供免费药物、推广检测、鼓励使用安全套、预防母婴传播、培训医疗人员、赞助医学和行为研究、进行大规模公众教育。尽管至今仍有高达18.5%的人口感染艾滋病病毒，但博茨瓦纳在稳定艾滋病蔓延、减少艾滋病影响方面取得的进步仍被联合国组织列为典范。

在中国城市化和国际化的进程中，艾滋病也乘机而入。艾滋病在20世纪80年代中期在中国出现。1990年卫生部宣布成立国家艾滋病委员会，监管艾滋病预防和控制措施。此后，中国政府出台了很多政策和行动计划，以推动各种艾滋病干预措施。然而，2018年9月在云南省昆明市举行的第五届全国艾滋病大会上，政府数据报告显示，截至2018年6月，全国报告现存活艾滋病病毒感染者和艾滋病人820 756例，同比增长14%。仅在2018年第二季度，就有40 104例艾滋病病毒/艾滋病患者新报告，其中约93.1%是通过性行为感染的。在第五届全国艾滋病大会上，中国疾病预防控制中心性病艾滋病预防控制中心主任韩孟杰透露，15至24岁的青年和青年学生的新感染数，从2012年的12 819例上升至2017年的19 384例。艾滋病状况在中国恶化，急需采取积极应对措施以遏制此状况，然而公众普遍缺乏对此疾病的认识，青少年尤其缺乏相关知识，因此需要通过教育增进公众对此疾病的认识和理解。中国应从其他国家与艾滋病的斗争中汲取成功经验，博茨瓦纳即是其中之一。

此书翻译出版意义有三：（1）对国内个体读者而言，能为他们提供通俗易懂的相关医学知识，从而能更好地保护自身，消除成见和歧视；（2）此书具有国际视野和民族精神，既展示了国际医学界在此领域共同的努力和成就，又将非洲和博茨瓦纳的民俗、传统和现状展示给世界；（3）此书有一章"他死在中国"（He Died in China）以积极的姿态描述了中国政府在汶川大地震、非典时期所承担的责任和取得的成绩，以及中国官方、医院和海关对外国艾滋病患者在中国发病、死亡后所采取的严厉防范措施，赞扬了中国政府和人民的强烈责任意识。

四、内容简介

本书通俗易懂，所有关注自我健康的人都是潜在读者，对于青年学生和流动人口来说，此书尤其值得一读。全书共 16 章，每章独立成篇，内容包括：艾滋病各种传播途径，在不同人群中的表现，药物及疫苗的使用、副作用、研发，传统习俗和观念的影响，政府的努力等。每章篇幅为 6 000～7 000 的英语单词。书后附术语表，对 142 条艾滋病相关的医学术语做了通俗易懂的解释。还附有每章的拓展阅读书目，体现了该书的严谨性和普适性。

每章有正副两个标题，正标题具有故事性和文学性，娓娓道来，引人入胜，副标题揭示该故事背后的医学难题及其解决方案。每章内容由两部分构成。前一部分是本书第一作者尤妮蒂·道讲述自己的家人、同事或工作对象中艾滋病患者的故事。作者在文中使用了自己的真实姓名和法官身份，其他人物只有名，没有姓，起到保护患者隐私的目的。后一部分由本书的第二作者麦克斯·埃塞克斯从医学角度对上述故事中的主要人物(患者)进行病理分析，评价他们的治疗方法和效果，并对患者的家人、同事提出相应检测、预防、治疗方案。在病理分析过程中，作者会追溯相关的艾滋病研究和发展状况，虽然有很多医学术语，但整体文字清晰可读。作者对患者病情的分析采取非常客观、中立的语言，字里行间充满了人道主义精神。

五、翻译出版项目落实

上海师范大学重视国际化办学，对外交流合作广泛。自2007年以来，上海师范大学与博茨瓦纳展开多方面的学术交流与合作。上海师范大学拥有教育部批准的非洲研究中心，有实力雄厚的英语语言文学硕士点、翻译硕士点和非洲文学研究中心。上海师范大学外国语学院自2014年起致力于向国内介绍和翻译非洲英语著作。卢敏教授是外国语学院英语专业负责人，也是上海翻译专业学位研究生教育指导委员会委员。她在硕士研究生英语笔译方向(MTI)的"高级英

汉互译"和"法律英语翻译"以及英语语言文学方向的
"文学批评方法"和"西方文论"课程中尝试引入博茨
瓦纳文学文化及非洲文学文化研究和教学，在本校和
国内学界迅速产生了积极影响。

上海师范大学外国语学院英语笔译和英语语言文
学硕士生参与了时任博茨瓦纳教育部部长尤妮蒂·道
的法律案例《公民身份案》和艾滋病治疗与预防普及
作品《周末葬仪》部分章节的翻译研究。2014级英语
笔译硕士曹璐、张磊分别以《公民身份案》不同节选
章节翻译为研究基础，撰写了毕业论文。2014级英
语笔译硕士罗昕以《周末葬仪》节选章节翻译为研究
基础，撰写了毕业论文。三篇论文于2016年顺利通
过答辩，均已入选中国知网（CNKI）的《中国优秀硕
士学位论文全文数据库》，是国内相关研究的首篇硕
士论文。随后，卢敏和罗昕发表论文《博茨瓦纳艾滋
病医学普及著作〈周末葬仪〉翻译研究》（《中医翻译研
究》，苏州大学出版社，2017）。

《周末葬仪》具有重要教育价值，阅读过此书的
学生都感到受益匪浅，普遍认为具有翻译推广的价
值。2016年卢敏教授经与时任上海师范大学非洲研
究中心特聘教授、博茨瓦纳大学原副校长弗兰克·杨
曼（Frank Youngman）教授联系，获得作者尤妮蒂·道
和麦克斯·埃塞克斯的翻译许可，并与哈佛大学出版

社相关人员联系，得到相应回复，提议中文译文由中国出版社出版，并由中国出版社与哈佛大学出版社协商版权事宜。由此，卢敏教授组建了翻译团队并制定翻译工作流程。翻译团队由卢敏、朱伊革两位教授领衔，全权负责翻译各环节及其质量，八位在校硕士研究生参与初译，他们是胡志成（第 1、2 章）、曹璐（第 3、4、15 章）、吴怡雯（第 5、6 章）、罗昕（第 7、8 章）、胡雯（第 9、10 章）、魏忠莉（第 11、12 章）、刘晓丹（第 13、16 章）、谢冰晔（第 14 章）。翻译流程由(1)术语表、(2)初译、(3)初译稿修改校对、(4)校对稿审译、(5)全书统稿及定稿五步构成，以确保翻译质量和文风统一。

　　本译著将原作的解释性医学术语表改为英汉医学术语对照表，以便读者查阅。部分英文药名缩写更为读者所知，先给出缩写名，再在括号中给出完整拼写。部分同一药物有不同英文名称，列表时归为一条。译者增加了茨瓦纳语汉语对照表。茨瓦纳语多为文化负载词，一般采用音译加解释的方式，个别祖鲁语和豪萨语文化负载词也放入同一表，但标注说明为祖鲁语和豪萨语。翻译遵循严格的英汉对照格式，初译、修改、校对、审译的过程中，英文原文和中文译文两栏并置，不容许任何省略，不提倡自由翻译，以体现医学著作的科学精神。书后提供的各章拓展阅读英文文献照搬过来，以便学术研究资料查找。

学生参与原创性初译有重要的教学价值，能很好地培养学生的实践能力、合作能力、探索精神和敬业精神。但是由于学生中英文文字功底、医学知识、非洲文化知识有限，初译时必然会出现各种各样的问题，这就要求翻译项目领衔老师逐字阅读和修改，必要时可以重译，以精益求精的态度反复打磨译文，使之达到公开出版的水平。尽管如此，对于致力于教育的老师来说，审阅、修改、总结学生的错误，无疑会丰富老师的教学经验和教学研究，从而实现真正的教学相长。

该译著的出版落实要归功于博茨瓦纳开放大学（Botswana Open University）和中华人民共和国驻博茨瓦纳大使馆（Embassy of the People's Republic of China in the Republic of Botswana）。多年来，致力于中非学术研究的弗兰克·杨曼教授一直关心该著作的翻译情况，也了解译著版权与出版成本等问题。2018年9月2日至4日，中非合作论坛北京峰会暨第七届部长级会议在北京召开，签署中非合作论坛——北京行动计划（2019—2021），提出重点实施"八大行动"。作为博茨瓦纳开放大学的首任副校长，弗兰克·杨曼教授认为该著作的汉译本出版即是对健康卫生行动和人文交流行动的落实，提议博茨瓦纳开放大学和上海师范大学联合向中华人民共和国驻博茨瓦纳大使馆申请该书的翻译出版项目资助经费。两校的联合申请得到大使馆的积极回应。大使馆政务参赞王帮富和办公室主任李晗就具体事宜多次联系上海师范大学项目负责人卢敏教授，最终促成该翻译出版项目资助经费顺利获批。博茨瓦纳开放大学校长、法务团队和上海师范大学校长、法务办、社会科学管理处、财务处、国际交流处的领导对该合作项目的落实都给予了极大支持。在此表示最诚挚的感谢！

前　　言

　　艾滋病病毒感染已经夺去了千百万人的性命，他们中多数人在非洲。南部非洲遭到的打击最为严重。本书以博茨瓦纳为背景，该国处于南部非洲的中部，是艾滋病病毒/艾滋病的"热点地区"。

　　据说，受艾滋病影响的人远远超过被艾滋病病毒感染的人：孩子失去父母、父母失去孩子、配偶失去伴侣、学校失去老师、农场失去农民。因此每一例艾滋病感染者背后对其他人来说都是某种形式的个人悲剧——那不仅仅针对死者、病者，或受感染的被污名化的个体。《周末葬仪》旨在展示这些真实生命的悲剧，以它们为基础，帮助解释这一前所未有的带来死亡与毁灭的流行病。

　　艾滋病病毒是一种隐匿的杀手。它主要通过人类亲密活动——结合和生育而潜入。这些活动应该是神圣和神奇的，而不是死亡的种子。该病毒通常在人体中潜伏数年，然后逐渐增长，扼杀免疫系统——导致最终死亡。

艾滋病病毒/艾滋病流行已被描述成能够毁灭非洲的大灾难。在2000年，世界卫生组织估计，在博茨瓦纳85%的15岁青少年最终都会死于艾滋病，人口寿命将下降44岁。这本来可能发生，但没有发生。没有发生是因为政治领导人、社区领导人、医生护士、研究科学家以及各种教育者的行动。现在用于减低母婴传播率的各种新技术已经可以利用。各种新治疗法可以挽救大多数艾滋病患者的生命。虽然我们已经获得关于艾滋病病毒及其如何扩散的复杂知识，但我们还没有疫苗，还没有充足的资金来源，医生和护士也相对缺乏。并且常常还缺乏政治意愿。把这些都放在一起，各种局限通常就成了灾难，这就是在非洲发生过的一切。

本书并不是一个成功路线图，但它能帮助读者重视个人和国家在危机时刻该如何反应。作为合作者，我们来自不同的背景。尤妮蒂具有法律、伦理学和人权领域的专业背景；麦克斯具有学术和医学研究领域的专业背景。尤妮蒂是博茨瓦纳本土人，生活在艾滋病流行的岁月，她的经历都反映在本书中。麦克斯在1982年美国艾滋病流行早期就从事艾滋病研究，并自 1996 年一直在博茨瓦纳。

由于预防、治疗和研究的行为准则开始和保密，分配正义、人权问题相互关涉，我们意识到我们的经历是互补的——或许，如果我们联合讲述非洲艾滋病的故事，甚至是协同增效的。在随后的各章里，尤妮蒂记叙博茨瓦纳人在疾病流行中个体的和人类共同的经历。麦克斯提供科学和医学的解释，这些解释不仅适用于个人故事，也适用于全球与艾滋病病毒/艾滋病的斗争。我们相信博茨瓦纳的经验会给全世界提供大量需要学习的经验。

特别感谢艾思门德·哈姆沃斯对出版的建议；迈克尔·费舍、朱列·哈根和安·扎瑞拉的准备和编辑工作；巴瑞·布鲁姆、切西·道、伊丽莎白·埃塞克斯、道格·葛文、兰德塞·麦尔顿、卡尔·斯塔尔、芭芭拉·吴、顺永·尹的建设性批评。没有哪个博茨瓦纳人在读一个艾滋病病毒/艾滋病故事时，不会在叙述片段中发现他自己或她自己，也没有哪个人在读一个艾滋病病毒/艾滋病故事时，不会意识到那些用于文本的文字在讲述超越字面意义的更大的故事。本书所讲述的人物为我们提供了必要的素材，这些素材不仅仅用于讲述他们的故事，而且告知读者在非洲艾滋病流行中的集体经验。我们感激他们，同时我们希望他们发现我们以尊重之情对待他们的悲剧、希望和欢乐。该书为他们的故事能被倾听提供了一个机会，也为帮助教育其他人提供了一个机制。这世界将以积极的方式回应他们的声音，这是我们的希望。

目　录

序

1996 年 11 月，尤妮蒂家的一个关系亲近的亲戚，一位表姐死于"漫长的疾病"。她可能是 1988 年 8 月感染艾滋病病毒的。那时，她被流感一样症状的疾病猛烈袭击，在床上躺了至少五天。虽然她从流感中恢复了，但她的身体似乎一直在与一个隐形的恶魔做斗争。起先，她似乎赢得了斗争。但回头再看，她可能并没有。恶魔具有欺骗性，举起白旗只是引诱她进入虚假的安全状态。六年后，它再次抬头；不再假装，也不再隐藏。在两年的时间里，这位表姐身上的肌肉似乎在皮肤和骨头之间消融掉了。没有疼痛，没有腹泻——就是消融掉了，因此到她临死时，皮肤紧紧地贴在骨头上，好像一洗澡就会裂开似的。

然后又一位表姐死了；接着另一个，再然后一个朋友，一位阿姨，一位同事……

从20世纪90年代中期直到大约两年前，博茨瓦纳的死亡和葬仪是如此常见，使你无法在周末早晨安排事，似乎那还不够，葬仪把周一至周五的时间也占了。尸体堆满了太平间；墓地在周末拥挤起来；死者得先埋葬，病者才能得到照顾。

这种形势越来越无法控制，甚至文化习俗也被迫改变。挖掘坟墓向来是午夜的任务，但是现在人们看到年轻人在下午晚时为朋友或亲戚挖坟。传统上，寡妇、鳏夫的哀悼期是一年，现在也不得不缩短了，因为谁还能既照顾病者，同时又埋葬死者呢？医院人满为患，家庭成员不得不来帮忙看护。

随着艾滋病流行蔓延，现代医学公开承认失败了，无法让受感染者恢复健康。于是人们另寻他路，去教堂治疗或寻求传统医生。占卜师、治疗师和新出现的占卜治疗师在各地涌现。掷骨占卜，责备各种真实和想象的敌人。从一开始，艾滋病就成了为创造神话和巫术的疾病。下面这段关于占卜的虚构故事是基于尤妮蒂参加的一次活动：

"我看到一个瘦女人走进你家，她好像属于这个地方，不过或许，她并不属于这里。她肯定是一个亲戚或者一个朋友？"占卜师问道，他的注意力集中在骨头上，皱眉看着相关的证据，试图解开骨头表示的意义。

玛拉能回答之前，掷骨者摇摇头，陷入深思之中，琢磨他的骨头在向他表明什么意思。他抬起头，命令玛拉，"把它们拾起来，向它们吹入生命。"

玛拉拾起八块左右的小骨头，把它们捧在手里，向它们吹气。

"跟着我说，'我再问你一次。'"

"我再问你一次。"玛拉应道。

"告诉我什么在麻烦我。"

"告诉我什么在麻烦我。"她重复占卜师的话。

"什么在吞噬我和我的家人？"

"什么在吞噬我和我的家人？"

"谁在分离我们？"

"谁在分离我们？"

"谁在扼杀我们？"

"谁在扼杀我们？"

"现在掷下它们。"占卜师命令道。

玛拉掷下骨头，它们散成一个她无法理解的图形，但她相信占卜师能理解。有一块独特的骨头，看上去像一块坚硬的塑料，或者是象牙，而不是骨头，上面雕刻有复杂的花纹，从其他骨头中跳出，落下，它那稍尖的角指向西方。它似乎带着自己的生命跳离了其他的骨头。玛拉急促地吸了一口气。尽管她无法阐释那落下的骨头，她心里一惊，因为她懂得西方，日落的方向，也是黑暗和死亡的方向，终结的方向，无望的方向。一无所有，她压制住想要逃离的尖叫，紧紧地缩住喉咙。占卜师抬头敏锐地看了一眼，但什么都没有说。①

如果我们选择绝望，我们就是在支持疑虑中的无望，那些疑虑在个人和政策层面都会出现。当生育意味着感染时，年轻的成年人急切地想要生儿育女是为了什么？面对母乳哺养和配方奶粉哺养的选择，而两者都有危险时，年轻的母亲要做什么？当治疗者排起长队，谁应该处在队伍前端？有的生命就比其他生命更有价值吗？常规测试应该推广吗？谁受益？谁受伤害？平衡点在哪里？这些都是道德和伦理问题，并且是无止尽的。

本书展示了关于人的生命的真实故事，以及这些故事背后的科学解释。只有人名做了更改。最后，最为关键的是，只有理解人是如何生存和相爱的，才能理解科学是如何攻关的，科学攻关是否有效，以及如何重新设计科学攻关才能使它们更加有效。

———————————

① 尤妮蒂·道，《天际之外》(*Far and Beyon'*)，第 2 版。(圣弗朗西斯：昂特鲁特出版社，2002)，第 3-4 页。

·1·

丧葬人家

艾滋病的蔓延

我的父母都已经七十多岁了，在各方的家族中，都算得上是长辈了。左邻右舍或自己家族中的每场婚礼或葬礼几乎都少不了他们的出席。母亲说，就婚礼而言，人们可以有所计划，这点比较好。而葬礼则不同，因为你不能确定死神何时降临。但是，随着艾滋病死亡人数的迅速攀升，葬礼正逐渐占据每个星期六的时间，将婚礼活动一点点地挤出日程之外。她感叹道，老天真是疯了。在这里，出生与死亡曾经一直都处于平衡状态，但现在这种平衡已经被打破了。

"我们不停地埋葬婴儿和他们的父母！这还怎么能有未来？"

2007年的某个星期六，母亲已经两周没去参加葬礼了，能喘气休息一下，她很感激了。她抽出三份葬礼仪式单。"嗯，你可能还不知道这些人已经去世了。她是我的……”她向我解释起自己与那三位去世亲人的关系。其中一位亲戚要追溯到曾曾祖母那代了，另一位亲戚也差不多有那么远。不过母亲觉得他们的关系没那么疏远，便责备起我不重视血缘关系。

母亲也像很多人一样，保存葬礼仪式单，因为现在去世的人实在太多，难免会忘记。

“如果你有一段时间没见到某个人，碰到他们的母亲时，你一般会怕问起他们的近况。搞不好他们人都不在了，只是你还没接到这个消息。以前不会发生这样的情况。你必须记得那是哪家的孩子，才好去问他们的近况。人要是不在了，怎么还好去问他们的近况呢？”

我提醒母亲，现在情况已好多了，她已有两个星期没参加过一场葬礼了！我最年幼的弟弟与父母住在一起，他大声附和着，说自己也已经有三个礼拜没有帮人挖坟了。他也很感激这个“假期”。在他的记忆里，2004年和2005年，他没有哪个星期五的晚上不是去帮人挖坟，也没有哪个星期，他不是为了一个接一个的葬礼而开车到处去拾柴火。

对于我母亲来说，村子里亲戚或邻居的定义其实很宽泛，参加他们的葬礼，就意味着要从去世到下葬的几天里每晚都要祷告，葬礼一般在下周六的早上六点举行，葬礼的前一夜则要通宵守灵。如果与去世的亲戚关系特别近，母亲还要和家族中的其他长辈一起在逝者家过夜。我母亲对她的大多数子女参加的葬礼情况不满，她觉得我们参加的葬礼不够多。

"我的孩子不在葬礼上帮人家一把，谁会在我死后帮着埋我呢?"

妹妹打趣说，咱们家族的人也不少，自家人埋自家人，人手足够了。母亲倒是没听出妹妹话里的幽默。"你们就一直这样吧，就让我死后被狗吃掉算了! 让我的葬礼成为村里人的笑柄!"母亲的话有些夸张，不过，说得倒挺在理。自从艾滋病开始如此频繁地夺人性命，有的家族不得不在周末前先埋葬一个家人，才有时间在周末埋葬另一个家人。我们已经无法跟上葬礼的节奏了。对那些不去参加别家葬礼的家族，有个通行的惩治办法，就是大家去参加这家人的葬礼，但不吃他家提供的食物。村里人认为，没人去碰你家锅里的食物，就是对你家最大的羞辱，母亲很担心自己家也会遭受这样的奇耻大辱。弟弟试着劝母亲想开点，就说"不是还有我去参加别人家的葬礼嘛。我一直都在帮人挖坟! 你不用担心了"。

"是啊，至少我的脚不会被狗吃了。但是还有谁会和你们一块吃东西呢? 其他几个弟兄从来不参加别人的葬礼。"

办丧事确实是很累人的。葬礼那几天，关系较亲的女性邻居和亲戚要一直为吃饭的事忙活，泡茶、烤面饼、煮高粱粥，粥里一般放些菠菜或卷心菜，有时候也放些牛羊肉进去。葬礼前几天，关系较亲的男性邻居和亲戚则要帮着拾柴火，要是举行葬礼的家庭能负担得起牛羊这样的奢侈食物的话，他们还要帮着宰杀、剥皮、烹饪等。葬礼举行的前一晚通常最为忙碌。男人们要忙着挖坟和煮肉，女人们则要忙着煮高粱粥、玉米粥，还有每次葬礼上都少不了的粗玉米粥，此外，她们还要给每个通宵守灵唱哀歌的和做布道的人泡茶。

到了早上六点，食物都准备好了，葬礼正式开始。葬礼的主要内容包括做布道、唱赞歌、做祈祷、演讲致词、朗读亲人和朋友写给逝者的话，最后下葬。到了中午十一点时开饭，下午妇女们忙着洗盘子和炊具，男人们则把从别家借来的桌椅和大锅还回去。葬礼的第二天是星期天，关系较亲的家人聚在一起将逝者的衣服洗干净收起来，直到下次家族专门聚会时，再将这些衣物分发给亲人们。

因此，死亡占用的时间远远超过周六一天的葬礼。我问母亲，在2004年这个看来最糟糕的一年里，她一共参加了多少场葬礼，她说了下面这番话：

"我无法记住所有的，太多了。让我想想看……就算一算与我们家有亲戚关系的吧，不然永远也数不到头了。"

"首先是你的姨父，特坎尤的爸爸。他一直是个不老实的家伙，在外面鬼混让我妹妹受罪。身边总是围着女人，老的少的都有，他得病的时候，我们甚至都没怀疑过是什么瘟疫。那还是在我们知道那病之前的事了。他还将病传染给了我妹妹，后来她也死了。像他们都一把年纪了，还死于这种年轻人才得的病，真是让人害臊。他真是让我妹妹到死都成了别人的笑料。不过这些都是说不得的家丑了。"

"接着是我妹妹的孩子萨比索。（我母亲那代人很少用"侄女"和"表妹"这样的称谓。她们一般习惯说哥哥姐姐、父母孩子、叔叔阿姨。）那年轻姑娘长得真漂亮，我真不愿意去回想她当时是怎么遭罪的。她还留下一个三岁大的孩子，现在由她姐姐收养。我记得当时有人说她死于艾滋病，家里人还为此打了一架，狠狠地把那人臭骂了一顿。母亲说，当她从萨比索的亲姐姐口中听到这件事情时，她真觉得这是个丑闻。"

"接着就是娜娜，我哥哥的孩子。她也病了很长一段时间。她留下两个孩子，其中年纪小一点的那个孩子，一年以后也死了。那孩子也是死于同样的病。哎，真可怜！又是腹泻又是口腔溃疡！看得让人揪心。"

"此外，我记得娜娜的亲哥哥也去世了。我听到的说法是她哥哥得结核病死的，但究竟是不是我也不清楚。也许是的吧。但是他平常会酗酒，吃的也不好。谁能说得准他得的不是别的病呢？他留下了自己的妻子和一群孩子。好在孩子们年纪不算太小，有的已经在读高中了。"

"然后是莫妮卡的妈妈，你最喜欢她了。真让人伤心。我不想再仔细地回忆。她的母亲是我的姐姐，在我只有十岁还是十五岁的时候就死于难产，我现在耳边还响着她当时的哭声。后来她死了，死得那么痛苦。算了，我不想再说她了。"

"让我想想……莫妮卡的妈妈去世后，莫妮卡自己也得病了。当然她人还在，不过也快不行了。她在接受抗逆转录病毒治疗前就已经得病了，得的是癌症。医生说她得的是宫颈癌。但愿一切平安吧。她的状态还不错。她发胖了许多，但是那些治疗啊！哎！如果真的有人是因为性情好而得救，那肯定就是那个女人。她会笑、会哭，让你也跟她一起笑，一起哭。她遭罪啊，孩子啊，她真的遭罪啊！"

"和我们关系再亲一点的，就到乐康了，她是和我吃一个奶长大的亲姐姐的孩子，也死了。（"吃一个奶长大的姐姐"指的是亲姐姐，与堂姐相对。）必须承认，她是个不老实的女人。年纪轻轻就那样，结婚后也没老实过。就是不能踏实地跟着一个男人过日子！我必须得说，跟那么多男人鬼混，后果真的是很严重。非常严重！她留下五个孩子。她走后，只有一个孩子一直在上学。两个女儿现在也有孩子了。其中一个女儿生的孩子得艾滋病死了，后来她又生了一个。造孽啊，艾滋病连孩子都不放过！看到一个怀孕的女孩，你不禁要想，她孕育的到底是生命还是死亡？"

"我还有一个姐姐，也是吃一个奶的姐姐，她的外孙也死了。我记得，她后来变得糊里糊涂，常常说胡话，像疯子一样到处乱跑。然后她陷入昏迷，就死了。她丈夫先得的病。夫妻俩常常互相指责，但那又有什么用呢？一条狗死了，也就死了！但是，他现在还在接受抗逆转录病毒治疗。他还有两个年幼的孩子要抚养，两个孩子现在的状态都还不错。"

"我叫不出所有人的名字。名字实在太多了。比如我哥哥，萨托的爸爸，我的奶奶和他的奶奶关系很亲，我哥在短短两个月里就失去了两个孩子。两个都是女儿，而且都留下了年幼的孩子。天知道孩子的父亲在哪里。后来我哥哥也死了。我觉得他应该是悲痛而死的。"

"我还记得，你表姐黛丝匹参加萨托葬礼的那天，她还把她有病的丈夫带来了，他当时病得话都说不出来。一个月后，他死了！黛丝匹现在也病了，她嘴上说自己得了说不出名字的怪病，但事实上，她得的就是艾滋病！她怎能逃脱的了？他们一直想要个孩子，但都没怀上，可以肯定的是，她当时已经感染病毒了。"

"不过情况现在已经好转了。那几年，有时你要同时参加十至十二场葬礼。每一场都要唱丧歌。我随便给你数数一年就参加了五十场葬礼。随便数数！每个星期六就有一场葬礼。"

对博茨瓦纳人来说，21世纪是以无法想象的艾滋病死亡数开启的。感染艾滋病病毒后，一般人通常是在八至十二年后发病死亡的。有些感染者会在一到两年内发病，而有些则能在感染后继续存活二十年以上，但这种情况较为少见。进行预防艾滋病宣传教育时，艾滋病发病前的时间、不稳定的潜伏期会使民众产生极大的困惑。大多数传染性疾病，如流行性感冒、麻疹或天花，感染后很快就会发病并导致死亡。

由于缺乏对艾滋病发展方式和长潜伏期原因的了解，有些人便认为艾滋病病毒并非艾滋病的病因，而是一种无害的过客病毒。持否定态度的人称，艾滋病并非真正存在的疾病，即便存在，其蔓延也是因滥用毒品导致的，而不是通过性传播途径传染的。若果真如此，为什么还要用安全套预防艾滋病呢？南非总统姆贝基和一些艾滋病否认者的观点或许已经导致南非许多人失去了生命。南非现有六百万艾滋病病毒感染者，居全球首位。

博茨瓦纳是艾滋病的重灾区，位于非洲南部艾滋病病毒肆虐的核心区。一般认为，博茨瓦纳首例艾滋病病例于1984年被确诊。这或许是真实的，但首例感染者也可能是在别处感染的，因为直至20世纪80年代末，艾滋病才在该地区蔓延开来。就在非洲东部和中部的艾滋病蔓延了大约十年后，博茨瓦纳的艾滋病感染率开始上升。到了1996年至1997年，新的艾滋病病毒发病率迅速上升，30%多的青年人感染了此病。由于艾滋病的潜伏期较长，当时确诊的艾滋病发病率和死亡率很少，人们没有意识到艾滋病蔓延的凶猛态势。性传播途径中，新近感染艾滋病病毒的人最易传播病毒。感染病毒后的一个月左右，体内的艾滋病病毒达到峰值，一滴血液中约有十万个感染病毒。

2004年至2005年，尤妮蒂的父母一直忙于参加葬礼。这与1996年新发艾滋病病毒感染高峰期吻合，之后的八至十年恰好是从感染到死亡的发展期。到了2006年，在博茨瓦纳抗逆转录病毒治疗艾滋病的方法得到广泛应用。尽管尚未有任何治疗能够彻底清除人体内的艾滋病病毒，但是，在专门的高效抗逆转录病毒治疗中联合使用三种药物，可有效延缓生命，相对地恢复艾滋病感染者的健康。尽管无法完全阻止病毒的繁殖，但是只要接受严格的药物治疗，就可以有效控制艾滋病病毒的繁殖速度。一旦治疗开始，就一定要严格遵守高效抗逆转录病毒的治疗方案，因为如果没有按时服药，休眠的病毒就会迅速活跃起来，而此时这些病毒的脱氧核糖核酸已经储存在了感染者的染色体中。有时，药物导致的恶心或其他副作用会使感染者无法坚持按时间表服药。在为数不多的一些患者身上药物副作用的严重程度和艾滋病病症一样糟糕。这些副作用与接受治疗的癌症患者身上的毒副作用基本相似，只是通常没有那么严重。

在艾滋病感染者的葬礼上，真实的死亡原因往往被其他病因掩盖了，如肺炎或者重度腹泻或结核病等。需要重申的是，由于艾滋病的临床症状与其他许多疾病非常相似，人们很容易对此产生困惑，否认并试图掩盖病因。这是由于艾滋病病毒主要靶向人体的淋巴细胞和巨噬细胞，而这些细胞恰恰是免疫系统的中坚力量。随着越来越多的免疫细胞因艾滋病病毒的繁殖而死亡，免疫系统逐渐被彻底破坏。一旦免疫系统崩溃，机会性感染的几率便大大增加。比如，白色念珠菌(酵母菌)会在口腔、食道和其他黏膜处引起严重的鹅口疮。结核病一直潜伏在人体里(尤其是在发展中国家)，被体内的免疫系统所控制。当免疫系统崩溃时，结核分枝杆菌就会失控，导致严重的肺内和肺外感染。娜娜的临床症状就是腹泻和口腔溃疡。腹泻可能是由于免疫系统遭到破坏后，细菌或原生动物在肠道中大量繁殖导致的。口腔溃疡则可能是由酵母菌或疱疹病毒引起的。艾滋病病毒破坏淋巴细胞后，疱疹可能引起全身性疾病。肠道中的细菌将引起腹泻、营养不良、疲劳和消瘦等症状。

莫妮卡妈妈的姐姐的孙女变得神志不清，在昏迷和死亡前像疯子一样乱跑。这是因为艾滋病病毒也能感染脑部，引起痴呆。随着免疫系统被破坏，像新生隐球菌这样的机会性致病真菌就会导致覆盖在大脑上的脑膜受到感染。这通常发生在艾滋病的晚期，确诊后不久感染者就会死亡。

当然，没有感染艾滋病病毒也可能患上结核病、腹泻或疱疹溃疡。艾滋病病毒只是让病症变得更加严重。相关疾病的范围如此广泛，以至于人们常常否认艾滋病就是它们的病因。安全套并不能预防结核病，但却能通过预防艾滋病病毒降低死于结核病的风险。艾滋病很少被列为死亡原因，死亡原因一般说成别的疾病。

在博茨瓦纳，家人一般不避讳与感染艾滋病的兄弟姐妹、父母或孩子接触。人们潜意识里似乎已经接受了艾滋病的传播途径只可能是性传播、血液传播、肮脏的针头或母婴传播。感染艾滋病病毒的污名或耻辱感一般仅限于性传播感染，因为它通常暗示着性乱行为或不忠。为此，当萨比索的姐姐告诉家人萨比索感染了艾滋病的时候，家人觉得这是件丑事。他们似乎也知道乐康是个"不老实的女人"。按照博茨瓦纳的风俗，家人一般会照顾有病的孩子，也愿意收养孤儿，即使知道或怀疑他们已经感染了艾滋病病毒。这种行为值得钦佩，也很正确，因为艾滋病病毒除了性交、分娩或哺乳时具有传染性，其他情况下并不会感染其他的成员。

特坎尤的爸爸是个不老实的年长男人，总是"围着"年少或年长的女人转，最后还让尤妮蒂母亲的妹妹染病而死。在非洲南部，十六至二十四岁的女性感染艾滋病病毒最多。在这个年龄段，感染的女性数量要高出男性的三到四倍。这是因为年长男性常与年轻女性发生性关系，但却很少与年长女性发生关系。在非洲感染艾滋病的女性人数高于男性，具体原因尚不明确，也许是因为感染了艾滋病的男性将艾滋病病毒传给女性比感染了艾滋病的女性传给男性更容易。无论何种原因，女性艾滋病病毒感染率和最佳生育年龄重合，这大大增加了婴儿的染病几率。如果没有通过药物治疗预防母婴传播，在艾滋病高发区，高达八分之一的新生儿可能会感染艾滋病病毒，其他新生儿即使没有被感染，也会变成孤儿。不过，由于从感染到死亡的时间变数较大，我们无法断定是不是特坎尤的爸爸感染了他的妻子，又或者是她感染了他。

莫妮卡在"接受抗逆转录病毒治疗"前险些丧命，这是一种与高效抗逆转录病毒疗法类似的治疗方法。高效抗逆转录病毒疗法是2004年后许多人治病得出的经验方法。尽管从2002年起就开始推行高效抗逆转录病毒疗法，但由于药物的匮乏加之专家的不足，博茨瓦纳直到2005年或2006年才真正普及该疗法。根据联合国艾滋病规划署指导方针的规定，在非洲，高效抗逆转录病毒疗法仅仅适用于下述人群：患有结核病或重度消瘦等艾滋病合并疾病的感染者，或已经丧失70%至80%免疫细胞的感染者。T4细胞主要负责组织人体的免疫系统，艾滋病病毒则将其视为靶细胞并直接杀死。

尽管很多人能忍受高效抗逆转录病毒疗法，尤其是感染者掌握了如何安排用药和食物摄取之后，但莫妮卡似乎在治疗过程中出现了恶心和其他的胃肠道紊乱症状。她同时还患有宫颈癌。尽管诱发宫颈癌的是另一种病毒——人乳头瘤病毒，但是艾滋病病毒所引起的免疫力下降却可能导致癌症进一步恶化。通常，这种癌症治疗方法是手术切除子宫。

尤妮蒂母亲还说过，"看到一个怀孕的女孩，你不禁要想，她孕育的到底是生命还是死亡?"感染艾滋病病毒的母亲生下的孩子被感染的可能性高达40%。有些在子宫内就已被感染，有些则在生产过程中被感染，还有一些是在哺乳期间被感染。在此期间采取化学预防措施将大大降低母婴传播的可能性，化学预防所使用的部分药物与高效抗逆转录病毒疗法的药物相同。目前，这方面的研究已经取得了巨大进展，相关研究仍在进行中。

20 世纪 80 年代早期，艾滋病开始在中非和东非地区传播，而非洲南部的艾滋病传播则晚了大约十年。在非洲南部肆虐的亚型病毒 HIV-1 C 与早期传播的艾滋病病毒有所不同。由于在该地区，艾滋病感染率比非洲其他地区高出三到五倍，因此有人认为HIV-1 C 病毒的传播速度可能更快。全球艾滋病感染率最高的八到十个国家全部集中在该区域。有些国家，如博茨瓦纳、南非和纳米比亚，在撒哈拉以南的非洲地区人均收入最高，但其他国家，如马拉维、莫桑比克和赞比亚则非常贫穷。这说明至少在非洲南部，国家贫困率与艾滋病感染率之间并无相关。

有人认为，艾滋病在非洲蔓延的初期，内乱和武装冲突是增加艾滋病病毒感染几率的重要危险因素。但这种观点显然不适用于博茨瓦纳，因为在艾滋病蔓延之前的几十年间，这里一直处于和平稳定、治理良好的状态。即便社会混乱是导致艾滋病在博茨瓦纳蔓延的原因，那么也应该是随着经济的发展而出现的城镇化和大量人口迁移导致的。年轻一代的人通常受教育程度更高，流动性更大，性生活也更加频繁。而移居至哈博罗内（博茨瓦纳首都）的年轻技术工人仍然与生活在农村的父母时常往来。艾滋病蔓延的早期，城市的艾滋病感染率更高，到了后期，农村地区的感染率也随之上升。

第一例临床诊断的艾滋病是在美国，当时生活在几座城市的男同性恋者身上都出现了不太常见的病症，这些病症一般很少在青年人身上看到。几年后，人们发现艾滋病病毒并掌握了其主要特征。1985年艾滋病血液检测技术出现，但在20世纪90年代中期之前，高效抗逆转录病毒疗法中的联合药物还没有出现，无法拯救病人生命。一开始，抗逆转录病毒药物非常昂贵，人们认为只有经验丰富的传染病专家才能开此类药物的处方，并且在治疗过程中需要实时观察感染者。这种做法极其谨慎。到了2002年至2004年，随着许多基因复制药物在印度和巴西等国大量生产并广泛外销，抗逆转录病毒药物的价格迅速下降。

很快，高效抗逆转录病毒疗法就在整个非洲地区取得了与北半球富裕国家相同的疗效。

尽管在像博茨瓦纳这样的国家，越来越多的艾滋病感染者得到了有效治疗并继续存活，但艾滋病感染者的数量却并未下降，而仍在上升。如果新发艾滋病感染率与艾滋病死亡率持平，那么总的感染人数或感染率仍将保持不变。如果有效的高效抗逆转录病毒疗法使艾滋病死亡率下降 70% 至 80%，那么新发的艾滋病感染率或发病率必须下降同样的比率才能使艾滋病感染者的总数量保持不变。

·2·
我知道你依然爱着我

性传播

博茨瓦纳的离婚案由高等法院听审，足见这个国家对婚姻的重视程度。结婚前，双方家庭至少要开六次会议，从关系亲近的家人见面开始，然后逐渐扩大到家庭成员见面，人数轻易可达六十，甚至更多。双方家人见面和协商活动一般持续数周甚至数月之久，大大小小的宴席必不可少，席间男方会将牛、柴火和衣物等彩礼送给女方。博茨瓦纳婚俗的全部程序要到新婚夫妇在证婚官或天主教牧师或宗教牧师前说出"我愿意"那句深受西方文化影响的话，还有在白色帐篷下举办完西式婚宴后才算完成。双方父母和叔叔阿姨还要提些忠告，反复传达的思想很明确："婚姻不是两个人，而是两个家庭的结合，无论何事，就连死亡，都不能拆散这一关系。"事实上，根据当地习俗，去世的女人仍然能和活着的男人保持婚姻关系。

因此，在传统法律中，死亡本身并不能终结婚姻。

黛西和克帕诺的婚姻也不例外。结婚时，他三十三岁，而她刚刚二十二岁；他是文员，她是护士；两个受过教育的人开始组建新家庭，承诺"无论健康或疾病"都终身厮守。一个二十二岁的女人没有婚前生子，这种情况在博茨瓦纳是很罕见的；黛西面庞上轻掩的白纱传达出此信息。这是多么让人满怀希望的一对！

十年过去了，而他们却出现在我主审的高院法庭里，两人相隔而立，没有家人和朋友在场，要结束这段婚姻。那是以欢快的歌声和奢华的宴席开始的。如今，它却要终结了。克帕诺读着陈词，与多数离婚案上恶语相向的陈词不同，他的声音相当悲伤，或许甚至有一些尴尬。

"我妻子的种种表现使我确信，再让我与她共同生活下去是不可理喻的。我们的婚姻生活已彻底破裂，再也无法挽回了。"

他的陈述听上去像排练过的，似乎不敢将视线离开事先备好的稿子，就怕自己结巴。他的律师让他继续陈述，举例说明妻子具体有哪些不可理喻的行为。他的妻子则在法庭的另一端望着他，几乎在挑战他。她是个美丽的女人，站姿里透着宁静和自信。她涂着绛红色唇膏，喜欢努着双唇，那样子好像要调情，又像要微笑。

那男人卡了一下，抓起面前的玻璃水杯，举到嘴边，却又把杯子放了回去，没有喝。他的双手颤抖着。他的律师也不好受；她低头整理着面前的文件。

法庭上一片寂静。

其他人都等着轮到自己，毫无疑问，都想象着自己站在那儿，公开承认他们已无法维系婚姻了。毫无疑问，很多申请离婚的人都是违背家族意愿的。"Ngwnaka itshoke"——孩子，坚持——一定是这样的哀求。在博茨瓦纳最终走进高院是需要巨大勇气的。有几个人——不多，从站在走廊里的人数看，可能会带上一个朋友或亲戚来支持自己。

此外，当婚姻失败了，去法院申请离婚的通常是女人，而不是男人。博茨瓦纳社会能容忍男人冷落妻子，在外面公开找情人，但女人却不能做出这种事。这样的妻子要想另寻伴侣，必须先离婚；而想离婚的丈夫只要另找个女人，迫使他的妻子去申请离婚，理由就是丈夫出轨即可——因为博茨瓦纳的离婚判决是基于过错的。

申请离婚的克帕诺在法庭上激起了人们的兴趣，甚至是同情。大家都伸长了脖子，想看清楚这个行为不可理喻的要被离婚的女人到底长什么样。法庭里大多数是女人，都等着轮到自己陈述离婚理由，包括虐待、忽视子女、通奸，还有其他令人伤心的故事，这些都是丈夫犯下的过错。男人申请离婚的故事总能引起人们极大的兴趣，那确实是稀罕事。

"你能向法庭举例说明你妻子的不可理喻的行为吗?"律师再次问道。

"她有太多的时间是离家不归的。她会一连失踪几个星期，根本不告诉我去哪里了。"

男人停了停，好像在祈求别让自己多说了，但他的律师却催促他继续说下去。她看上去有点担心他的理由不够充分，法院无法批准离婚。

"她不爱我了。"

听到这里，妻子微微地笑了。克帕诺又一次支吾起来。他断断续续讲出的故事是，黛西常常一连几个星期不见人影，根本不与他打招呼去哪里了。他抱怨她不体贴，不负责。结婚这么多年来，黛西不时地在外面找情人，他各种挽救婚姻的努力都失败了。他只希望能获得孩子的监护权，不需要孩子母亲支付任何抚养费。此外，他还希望能将财产划分。他说，财产的事两人都已经谈妥了。他觉得他妻子完全没有辩驳的理由了，因为两人在开庭前均已达成共识，她不会在法庭上反对离婚。

从妻子签署的法庭文件上看，她确实已经完全同意了丈夫的要求。因此，也完全没有必要当庭陈述了。法庭甚至没有要求她必须出庭，但她还是想说说自己的那部分故事。

"我没什么好说的，"她开了个头。法庭鸦雀无声，她站在那儿，抬头望着我，本庭法官，和她的丈夫，没有一丝的恐惧或尴尬。她说话时，声音清楚而自信，完全不像她丈夫。

"我本不想离婚，我曾一直希望双方父母还能面谈。"

一声叹息从克帕诺那里溜出。疲倦包裹着他的脸。他抬头看着自己的律师，眼睛祈求着帮助。

"我可以坐下吗?"他问道。然后就坐下来，垂下了眼睛。

黛西看上去是个健康而有吸引力的女人。她也很显然是个有主见的人，一旦开始说话，就不可能让她停下来。

"他要离开我，是因为我的艾滋病病毒抗体检测呈阳性。他害怕我。他晚上睡觉时还把房门锁住，好像他害怕我会在他睡着的时候进去把艾滋病病毒传染给他。我们的第一个孩子是得病死的。那是漫长而痛苦的疾病。但那段时间我们一直在一起。孩子死于艾滋病，我也被查出有艾滋病。孩子死了以后，我丈夫一直沉浸在悲痛之中。他想再要一个孩子。他是阴性的，他还想再要一个孩子。而我却不想再生孩子了。

我很害怕。但他想再要一个孩子。他非常伤心。"

黛西停了停，她的声音有些迟疑，之后又恢复了原先的清晰。

"我给他生了孩子。我给他生了第二个孩子。我当时很害怕再次怀孕，但我还是怀孕了。我现在很为这个孩子担心，想帮孩子查一查，他却不同意。"

"我丈夫是阴性的。现在他很害怕。我能从他眼里看出恐惧。晚上我们准备上床时，我看出他的恐惧。这就是我有时候出走的原因；我和朋友在一起时，喝点酒，我就感觉好受一点儿。有时候，我只是离开家去我母亲那儿坐坐。日复一日，我只是和她坐在一起。她也不多问，这让我感觉和她在一起时心里好受一点儿。"

克帕诺质问他妻子："为什么我现在要和你离婚？你刚查出艾滋病那会儿，我并没有要和你分开的想法。"

黛西把头一斜，轻轻地摇了摇，回答前，努了努双唇。"我甚至和医生说过，你现在很害怕我，你怕我把艾滋病传染给你。我说我们可以使用安全套，但你现在被恐惧包围了。不过我同意我们的婚姻已经破裂，你可以离婚。"

黛西居然公开承认自己的艾滋病病毒抗体检测呈阳性，这让在场的所有人目瞪口呆，大家坐直身体，或紧紧地抓住面前的扶手。毕竟，那丈夫一直都在努力保护她，避免谈到这个问题。

即使黛西已经同意离婚，她似乎还有话要说，于是身为法官的我，便邀请当事人到小房间里单独来谈。毕竟，本庭的主要职责已经尽到，离婚已获批准，孩子的监护权也判给了克帕诺，财产——尽管不多——也按照两人的协商进行了分配。

"你一直在诊察吗？"大家都坐下后，我问道。

"嗯，我一直在诊察。他也需要诊察。他觉得只要能逃避我就能躲过艾滋病。"

黛西和她现在的前夫坐在同一张双座沙发上。我觉得有趣的是，两人在选择座位时，并没有尽力选择距离较远的座位。座位问题本来可能会引发冲突，通常离了婚的夫妻都会因这事闹起来。不过我还是猜想，假如克帕诺不是先坐下来的那个人，他可能会找另一个座位。他可能觉得，黛西坐在他身边，他还起身另寻座位，那就显得太不礼貌了。他可能还注意到，这间办公室不大，无法提供更多可选的座位。克帕诺紧握双手，盯着它们。黛西抬着头，环顾着整间办公室，目光随克帕诺的话语收回来。

"她说我是因为她得了艾滋病才决定离婚的。那不是事实。我守护在她身边很久了，即便我已知道……"

他的声音消失了。他的身体语言显得极度疲惫。

一丝感伤的微笑浮现在黛西嘴边。

"他说得对。刚查出来时，他支持我。而且，那还是在你能从政府诊所买到抗逆转录病毒药物之前。药非常贵，但我们又不得不买。我不撒谎。他支持我。我们一块去买药。我们不告诉任何人。我们一买到药就藏起来。"

"先是我们的孩子病了。病了！你见过一个孩子瘦得像根麻绳吗？我把孩子举起来，她的大便就飞溅到我脸上。法官，你能想象那样子吗？很抱歉用那个词，但实际情况就是如此。从没见过一个孩子能病成那样，一天天虚弱下去。我们带着孩子找了许多医生，国内的和南非的。我记得一位祖鲁护士告诉我，说只有传统医生才能帮助这孩子。她说，"我的妹妹，只有桑合玛（sangoma）才能治好这孩子。你对自己的祖先做了什么，让不幸降临到这孩子身上？"

"我们家里人也一样，恳求我们去找个传统医生来。他们说这孩子可能是着魔了。或许她是迪克哈巴（dikgaba，指厄运一直跟着某个人，因为他或她，或他们的父母做错了事）的受害者。但我们俩，我们心里很清楚，孩子是得了艾滋病。起初我们并不清楚，后来是医生告诉了我们的。我有说谎吗？"

克帕诺继续低着头。黛西继续往下说。

"那段时间我们俩关系很亲密。但我们又都感到精疲力竭、绝望无助。我们保守着秘密：我有艾滋病。那时候，得了艾滋病的孩子只能等死。就在你眼前，孩子慢慢变成一根毫无生气的麻绳，还有腹泻！要说这个男人不支持我，我就在撒谎。要知道，他是阴性的，我是阳性的，我们的孩子病了。但经历了那么多后，他现在竟然要和我离婚！"

"你一连几个星期都不见人影。"

"但是你知道可以到哪里能找到我。我去找朋友喝酒了。当我和朋友在一起时，喝酒、笑，我会暂时忘记自己的病。我会暂时忘记儿子的模样。可我一回到家，你那张脸又诉说着一切。你不跟我说话。"

"我怎么会知道？你只顾自己一走好几天，留下我和这么小的孩子。你还有过情人。我再也无法忍受了。我已经忍了很久了。"

"我病了，你就开始拒绝和我在一起，别否认这一点。你知道我和我母亲坐在一起。开始，我并没告诉她自己得艾滋病的事。后来，我跟她说了，那之后她只安静地陪我坐着，什么话也不说，我心里清楚，母亲还是支持我的。"

"别忘了，你曾告诉我自己在外面还有个情人！你甚至和我说过那个人的名字！"

"但你知道我这样说只是在试探你，想让你吃醋。你知道。"

克帕诺摇了摇头，签了字，"黛西，结束了，这婚姻到头了。"

"我知道你依然是爱我的，你会回到我身边，你只是害怕。"

克帕诺又摇了摇低垂的头，一句话也没说。

"我只是希望你能同意给孩子做个测试，拜托你了。"黛西的声音颤抖了一下。克帕诺抬起头，就像被那声音的变化惊了一下。

"不，现在不行。如果他病了，行。但现在不行，拜托你了。"他的声音比之前的要坚定。很明显，他们还在继续那个已经谈了很多次的话题。

"另一个孩子要是再病了，那我也活不下去了。那会杀了我。"

"我会好好照顾这个孩子。这个孩子没事。他没事。我一直照顾着他。"

"我已答应把孩子给你。我祈求上帝保佑这个孩子没事。"

这对夫妻的故事令人感伤，不过黛西很有个性，她滔滔不绝，而克帕诺似乎喜欢沉默。当他们离开办公室时，已经同意去找咨询师和医生，她让我这个参加此次会的含着眼泪的人微笑了，至少有两次笑出声来。

"法官，我生活得很难受。您说您也不希望自己的孩子像我的孩子那样死去吧。我希望那样的事不要再发生在任何人身上。那飞溅的大便……我跟你说！大便很昂贵，我跟你说！你用光了一次性纸尿片，就开始用布尿片，然后你就来不及换尿片，然后大便就四处飞溅。我现在笑，因为我们茨瓦纳语说 Leso legolo ke ditshego（即使最大的灾难也会引人发笑）。我现在笑，但那段日子我一点也笑不出来，即使现在心里也没有笑。"

"我跟他说自己在外面有情人，那只是想让他吃醋。当然，他疏远我的这些年里，我是有性生活的。得了艾滋病不等于吃了抗性欲药。我还是个人！这没什么好遮掩的。我该怎么做？你能想象一个男人当着你的面把门锁住的样子吗？他到底在怕什么？怕我强奸他？我觉得受侮辱，遭冷落了。我变得愤怒，所以我和别的男人发生关系了。哎，我不多说了。我采取了保护措施，当然，但那事确实发生过。我该怎么做？我很寂寞，我的孩子也死了，我还有一个孩子，可他的情况我又不清楚。我该怎么做？他甚至连碰都不碰我一下，他不可能再拥抱我了。"

"我没请律师，但是，法官，我能说，在场的这位律师很棒。我是个不可理喻的人。她非常有耐心。她就像一位母亲和姐姐。她的工作非常出色。她在我们身上花了许多时间，为我们提供法律咨询。我一定要和你说，我可能就是个不可理喻的人。一开始同意的事情，后来又变卦。我知道这婚姻结束了，但是艾滋病把我们带到这里来的，我很伤心。"

"但我知道他依然爱着我。孩子爸，你还爱着我。你会回到我身边的。我知道，你只是害怕艾滋病。我很欣慰，你没得艾滋病，这也是我把儿子托付给你的原因。我知道你会好好照顾他。你没病，不像我。但是，上帝保佑，我希望他没事。"

黛西和克帕诺的艾滋病病毒抗体检测结果不一致。她是位艾滋病感染者，而他未受感染。这似乎很不常见，但并非没有。在博茨瓦纳，20%的固定夫妻关系者属此情况，一方配偶或伴侣的艾滋病病毒抗体检测呈阳性，另一方的则呈阴性。另外20%的夫妻关系中，双方都是感染者，剩下60%的双方都未受感染。夫妻中，似乎女方受感染者多。但这可能会产生误导，这也许是双方接受检测的过程不同吧。女性一般更乐于接受检测和研究试验，往往是受感染女性被查出后会被要求将其配偶或男性伴侣带来做检测。政府意识到，大量的有稳定性关系的人可能是艾滋病病毒抗体检测呈阳性者，现在已经有许多检测中心建立了夫妻共同接受检测的程序。

很显然，如果一方为感染者，而另一方不是，那么感染者必定是在此婚姻或性关系之外受到感染的。黛西的故事中，这很可能发生，因其不忠，与婚姻之外受感染的男人发生了性关系。当然，这也可能发生在她结婚之前的性关系中。前面说过，成年人从受到感染到出现艾滋病症状的时间是漫长的、不定的。我们不知道黛西和克帕诺的第一个孩子是婚后多久出生的，但是我们认为那是在黛西出现类似艾滋病感染症状之前。不过，我们也必须承认这种小可能性，即身为护士的黛西是在工作过程中受到感染的。这虽然可能性较小，但有可能。

护士和医生有时需要从艾滋病病毒抗体检测呈阳性的患者身上抽取血液。如果他们被带有感染者血液的针头或注射器意外扎到，就有受感染的风险。但如果皮肤只是被针头划到，感染的风险则不大。如果注射器扎得较深，受感染的血液注入了医务工作者的体内，那么感染艾滋病的风险就高多了。任何情况下，以此方式意外接触到艾滋病感染者血液的人应立即服用高效抗逆转录病毒药物，并持续用药一个月。如果医务人员被扎后能在十二小时内及时服药，感染风险是极低的。实验室里研发艾滋病疫苗和抗艾滋病药物的工作人员面临同样的意外接触风险，如果他们被带有艾滋病病毒的器具划伤或戳伤应该采用相同的事后预防措施。

假定黛西结婚时，或者在生第一个孩子，即那个死于艾滋病的孩子时，不知道自己感染了艾滋病。我们被告知，她是在第一个孩子出现艾滋病症状后才知道自己是感染者。意识到孩子的艾滋病只可能就是从自己身上传去的，黛西去做了检测然后得知自己确实是艾滋病感染者。假如她早就知道自己感染了艾滋病，或许会及早服用药物，尽量降低孩子在生产时的感染风险。那婴儿得艾滋病的时间早，那时高效抗逆转录病毒疗法尚未广泛用于儿童临床治疗。正如黛西所说，"那时候，得了艾滋病的孩子只能等死"。在博茨瓦纳，减少母亲传播艾滋病病毒的药物治疗法最早使用，两三年后，高效抗逆转录病毒疗法才广泛用于成年艾滋病感染者的临床治疗中。儿童治疗法要在成人治疗法使用至少两三年之后才会使用。即使到那时，也只有像哈博罗内和弗朗西斯敦这样的城市才有该治疗法。

我们有这样的猜想，那就是克帕诺害怕被感染。这是正常的反应，特别是当黛西谈到如果使用安全套两人还可以有性生活时，克帕诺拒绝了此提议。不过，黛西又说克帕诺还想再要一个孩子。她不想要，但还是同意再次怀孕。克帕诺一定很清楚，要想让对方受孕，就一定不能使用安全套，这样做就把自己置于感染风险中，除非他们采取人工授精的方式受孕。为了降低第二个孩子受到感染的风险，黛西是否通过接受齐多夫定或其他药物进行化学预防呢？当时她是否已开始接受高效抗逆转录病毒治疗了呢？如果是，那么第二个孩子受感染的几率将大大降低。我们还被告知，两人曾一起去私人诊所购买抗逆转录病毒药物来治疗黛西的艾滋病，那是在政府开办诊所出售药物前。克帕诺不想让第二个孩子接受艾滋病病毒抗体检测，除非孩子确实出现感染症状。黛西说克帕诺也需要诊察，她是对的。黛西还承认，在被克帕诺拒绝后，曾与其他男人发生过性关系。那时她使用安全套了吗？她说自己采取了防护措施。但如果没有，她又是如何避免与另一个男人发生关系而不怀孕，并避免让其置入被感染中？那个男人是否知道黛西的艾滋病病毒抗体检测呈阳性？

　　大多数像黛西和克帕诺这样的抗体检测结果不一致的夫妻中，很多都想要孩子，那么他们有什么选择呢？如果女方是感染者，而男方不是，男方可提取精子，通过人工授精的方式使女方怀孕，这样男方就不存在受感染的风险。尽管婴儿受感染的风险不可能完全消除，但如果怀孕女性能在孕期后的四至五个月接受高效抗逆转录病毒治疗，并在孩子出生后避免母乳喂养的话，婴儿受感染的风险就可以降至1%或2%。采取剖腹产的方式生产，婴儿受感染的风险将更低。但如果男方是艾滋病病毒抗体检测呈阳性者，而女方不是，情况比较麻烦。男方可先提供精子，然后进行精子洗涤。如果洗涤过程操作正确，精子仍然保持活力；艾滋病病毒存在于精液中，而不是精子中。作为附加的预防，女方也接受约一个月的高效抗逆转录病毒治疗，仿照事后预防所用的化学预防治疗方案，此方案用于被感染针头扎到或遭强奸的情况。

污名和歧视常常伴随着艾滋病病毒抗体检测或在不同情境中暴露感染隐情而存在。这在博茨瓦纳或许已不再是主要的问题。在当下艾滋病猖獗的情况下，几乎每个家人或朋友中都有感染艾滋病的人。不过，人们依然害怕接触艾滋病，同时又为可能失去亲爱的人而感到恐惧和绝望。即使病人有同情、支持自己的家人，他们一般也不愿意将自己的情况透露给其他人，比如雇主。他们知道，雇主可能不愿意留下艾滋病病毒抗体检测呈阳性的员工，认为他们可能无力尽职敬业，尽管大量证据表明，充分接受抗逆转录病毒治疗后，感染者的工作能力通常无异于感染前。

在博茨瓦纳，夫妻一起接受检测的选项让他们有机会共同参与治疗和预防计划。这些计划包括：如果仅有一方感染，则通过药物治疗减少传播几率；如果双方均呈阳性，则采取高效抗逆转录病毒治疗。该计划在最低程度上为需要的家庭提供咨询和教育，帮助他们制订计划。当黛西和克帕诺发现自己的第一个孩子感染了艾滋病时，他们是否有机会接受培训和咨询呢？

随着艾滋病感染率迅速攀升，越来越多的家庭受到了艾滋病的威胁，污名和歧视必然会增加。艾滋病病毒抗体检测已逐渐被多数人接受，尤其是人们开始意识到药物治疗能挽救他们的性命，能帮助感染者生育健康后代。或许，这些进步来的有些太迟了，没能来得及挽留住黛西和克帕诺的婚姻。

·3·
玛瑟合与卡特勒合
母婴传播

　　玛瑟合是我一个朋友的侄女，今年二十五岁，受过高等教育。她嫁给了一个英俊的小伙子，小伙子有魅力也很健谈。他们有一个漂亮的刚会走路的小女孩。现在只能说，她曾经已婚，那是因为这个小家庭遭遇了不幸的变化。

　　这若是放在十五年前，她准会找到工作，住在一所漂亮的房子里，也许还能开上人生的第一辆车。但现在不一样了。近几年里，拥有大学教育并不能保证找到工作。自从玛瑟合大学毕业后，她不得不靠打临时工和母亲的接济生活。至于她的丈夫卡特勒合，他只有高中学历，因此就业前景更加暗淡。

　　然而，他们刚认识彼此时，他有一份体面的工作和一份体面的收入，甚至当时还有机会购买所在公司的股份。他们在远离各自朋友的塞莱比-皮奎镇相见，所以一切都是新鲜的、新奇的、令人兴奋的。博茨瓦纳全国人口只有一百七十万，在这里，你很难遇到一个你从未听说过的人；总是会有一些东西在不知不觉中破坏了初遇时的新鲜感。因此，正是这种表面上的新鲜感让这段爱情充满了刺激。玛瑟合迫不及待地把她的新男友介绍给她在哈博罗内的朋友，他也热衷于向她介绍塞莱比-皮奎镇有趣的部分。当玛瑟合在皮奎镇的临时工作结束后，她继续留在了那里。每当她回家看完母亲后，她总是急匆匆地赶回皮奎镇。

他们恋爱几个月后，玛瑟合的母亲开车来到她的院子里，竟发现这对恋人在打架。拳头在飞舞，玛瑟合在尖叫。玛瑟合的母亲听到了下面的对话。

"你这个混蛋，你毁了我的生活！我怀孕了！"

然而，两人都不准备对玛瑟合的母亲说任何话。玛瑟合的母亲也不打算插手，因为她很了解玛瑟合的脾气。众所周知，当她大动肝火时，会乱扔东西。

尽管如此，在争吵结束后的几个月内，一场婚礼就举行了；一个强壮、高大、英俊的年轻小伙子站在他怀孕七个月的新婚妻子旁边。他的父母将在下周末举办第二场婚礼派对；第一场派对在新娘家里举行。

"切西妈妈，你可以帮我姐姐指下路吗？她找不到这个地方。我尽力了，但似乎我说得不够清楚。"娜娜是我表兄弟的妻子，她在给她的姐姐指路，她姐姐在瓦嫩工作。瓦嫩就是下一场派对将要举行的地方。我接过电话,告诉她怎么到我们这里。

"你确定吗?"

她怎么能问我确不确定!? 难怪她找不到方向,她根本就没在听我们说话,而是在继续猜测。

"是的,在……向右转。"

几分钟后,娜娜的姐姐来了,但她似乎被什么东西吓到了。

"欢迎欢迎,我很高兴你能找到这个地方。"

"噢,天哪,卡特勒合……"这个女人满脸震惊。我看到卡特勒合从座位上抬起头来,他的脸上露出惊慌的神色。但是他坐得很远,听不到我们说话,所以我问道:"怎么回事?"

"噢,没什么,没什么。"她的眼睛依然盯着桌面。

"你认识他吗?"

"噢,一点点。我住在瓦嫩,所以我们见过面。"

"但他在塞莱比-皮奎镇工作。"

"他经常待在家里。我的意思是他经常回家。"

当我走上前去加入唱歌的行列时,我看到新郎离开座位,走向刚刚到场的那位年轻女士。我还注意到新娘正在看着他们。我猜婚床上又有人要发脾气了。

"刚刚是怎么回事?"我后来问娜娜。"你姐姐没待多久，而且她似乎对于卡特勒合要结婚这件事感到十分震惊。"

"嗯，她说她认识他有一段时间了，但并没有听说他要结婚。你知道办个婚事是要商议几个月的，然后才把消息传出去。她很惊讶自己竟没有听说过这件事，仅此而已。"

"你没有和我说实话。"

"嗯，切西妈妈，我不想成为谈论别人秘密的那种人。"

"玛瑟合看见他们说话了，他们看起来相当可疑，在那里窃窃私语。"

"不，不是那样的！我姐姐在医院工作。她上一次见到卡特勒合的时候，他快要死了！他患上了艾滋病！她在药房上班，知道他和他的女朋友几个月前还在一起服用抗逆转录病毒药物。他们有一个孩子！看到他身体很好并且要和别人结婚了，她很惊讶！她说，有些人甚至以为他已经死了。凡是三个月前见过他的人都不会相信眼前这一切。她太震惊了，真的太震惊了。"

婚礼让很多人聚在一起，故事被口口相传，甚至被添油加醋。几天内，那个神秘英俊的男人变得不再那么神秘了。谣言四起；有人说他在绍松有过一段鲁莽的经历，他曾因欺诈而入狱一次，他有两个孩子，而不是一个，他从没有机会参与生意，因为他不值得信任。一层又一层的窃窃私语从人们的口中传播开来。

"玛瑟合，你必须接受检测，"身为护士的表妹萨洛梅建议道。她没有说她之所以特别担心是因为她听说了关于玛瑟合新婚丈夫的事。她是一名护士，即使她对有关卡特勒合的传言一无所知，她也会给出同样的建议。

"是的，我会的。"

"有一个针对孕妇的项目，叫 PMTCT 项目。（PMTCT 是艾滋病母婴传播预防与控制项目的缩写，获得该项目的人可使用抗逆转录病毒药物。）它的目的是保护婴儿不受感染。"

"我不会进行母乳喂养，所以不会对婴儿造成威胁。"

"情况比这更复杂。我不是说你是阳性的。但如果你了解相关知识，你就会知道如何保护你的孩子。所以你最好了解一下。"

"我告诉过你我会的！"

"好吧。但你需要尽快行动。"

"你为什么盯着我？我告诉过你我会的！"

"我不需要知道。如果你愿意，我可以把你介绍给一位同事。"

"萨洛梅,我说了我会去!"

她的确去做了检测;她被诊断是阳性的。她参加了艾滋病母婴传播预防与控制项目,她的孩子出生时是阴性的。她试图将这个信息保密,但随着时间的推移,这是不可能的。消息从她和丈夫的众多争吵之中泄露,就像当时她怀孕被众人所知一样。

"切西妈妈,我们在警察局。卡特勒合差点杀了我的女儿!他们又打架了!"

"她在哪儿?现在怎么样了?"

"她在医院。她的脸被毁容了。"

"他在哪儿?"

"他就在这儿。他被逮捕了。"

"孩子在哪儿?"

"在家和女佣在一起。如果她不在那儿,我不知道会发生什么事。我已经受够了这些争吵。我担心会有更糟糕的事情发生。"

"他们在吵什么?"

"就像往常一样。他们总是打架。有时是她挑起的,有时是他。但总是因为同一件事!切西妈妈,我再也受不了了。我害怕会有什么事情发生!"

"像往常一样"意味着由受挫、指责和互相指责混杂在一起而引起的争吵。玛瑟合又开始工作了,她结婚了几个月的丈夫以及他们几个月大的女儿都与玛瑟合的母亲住在一起。卡特勒合感到非常尴尬，因为他和孩子是靠一个女人养活的。他对于和岳母住在一起这一点尤其感到尴尬。尽管如此，他们负担不起搬出去的费用；玛瑟合赚的钱不足以养活他们三个人。他指责玛瑟合对他颐指气使，花时间和她的朋友在一起却把他排除在外，在财务问题上也从不咨询他。他们真实的生活与几个月前父母和教会牧师期望的大相径庭。

"丈夫是一家之主。"他的一个叔叔曾这样说。

"丈夫是一家之主。"教堂牧师曾这样说。

"丈夫是一家之主。"玛瑟合的一个叔叔曾这样说。

然而，现实情况是，他缺乏做一家之主的智慧和办法。他不得不把他的小家交给他的妻子和岳母，而这一点深深地羞辱了他。

玛瑟合则指责丈夫让她感染了艾滋病病毒。

"你这个混蛋，为什么不早告诉我？"

"谁说你是从我这里感染的？我问过你的朋友。你交过很多男朋友。"

"你原本在服用抗逆转录病毒药物，然后中断了。我问过你的朋友，他们都告诉我了！你这个混蛋！"

"你这婊子！"

"你住在我妈妈的房子里！你和你的孩子都靠我养活！"

"我曾经也养过你。当我有工作的时候，我把所有的钱都花在了你身上。"

"那好，出去找份工作！我不能容忍一个懒惰的男人。"

"我要带我的孩子去我父母家。我不想让我的孩子和我的岳母住在一起。"

"你要住哪里？"

"我马上就回来。我不会让我的妻子和其他男人乱跑。"

"如果你的孩子不住在这里，你怎么能住呢？"

"你太自私了。我曾经照顾过你！"

"照顾我？让我感染，这叫照顾我？"

"你怎么知道是我传染了你？"

"你为什么之前不告诉我？"

责备接踵而至，打架的结果是受伤、逮捕、和解，然后是更多的争吵。

"尤阿姨。几个月前，我开始服用抗逆转录病毒药物了。"

"我都不知道你病了。"

"医生说，虽然我的病毒载量很低，但CD4细胞的数量却很低。他们不明白是怎么回事。"

"卡特勒合怎么样了？"

"我发现我们第一次见面的时候他在服用抗逆转录病毒药物，然后他就中断了。他不想让我知道。"

"这么说他已经停药两年了？"

"是的。我昨天看见他的时候，他的气色一点也不好。"

我的大脑飞速运转，我开始好奇玛瑟合怎么能断定她一定是被她的丈夫传染的。她是真的对此深信不疑，还是在找替罪羊？

"尤阿姨，我不能再维持这段婚姻了。我不能！"

"自从你搬出你母亲的房子以后，情况有没有好转？"

"在经济上对我来说很困难。我得付房租、买食物和配方奶粉。真的很困难。我妈妈正在帮助我，但仍然很困难。我应付不了。如果我搬回家，我可以应付。还有我的工作！你知道的。我永远不知道下个月我是否还能拥有它。"

"你们还在打架吗？"

"自从圣诞节我把一瓶酒砸在他头上后，就再也没打架了。他现在知道我会反击。所以我们只会口头争吵，不再有身体上的暴力了。"

"他一整天都在干什么?"

"看电视,等着死!"

"这是什么意思?"

"就是这样。他在等死。你知道前几天他告诉我什么吗?他不会再服用抗逆转录病毒药物了,他想死。"

"当他这样说的时候,你说了什么?"

"我能说什么呢?我恳求他去看医生。我为他预约了,但他没有去。我建议他回学校去。他高中成绩很好,仍然可以得到政府奖学金,并且没有超出年龄限制。但是他只是整天看电视。他没有朋友,也不和家人交流。"

"他父母知道他又病了吗?"

"他们怎么会知道?他们从来不关心我们。我从没有见过这样的家庭。"

"如果你搬回家,他会设法和你一起回去,你妈妈不会允许的。"

"尤阿姨,我好累。我从没有想过,在我这个年纪,我会混成今天这样。我不知道怎么变成这样。我需要帮助。"

我听到了"叮"的一声,这意味着我的手机刚刚收到了一条短信,虽然我关掉了灯,准备睡觉,但我还是打开了灯来读短信，是来自玛瑟合的。

"尤阿姨。我快疯了。请帮帮我。"

"出什么事了?"我回了一条短信。

"我需要精神科医生。我应付不了。我要疯了!"

"我会帮你打听，找一个合适的人。我明天通知你。"

"谢谢你，尤阿姨，也谢谢你前几天听我倾诉。"

"不客气。晚安。"

玛瑟合已经搬回了她母亲家。原本计划是周末去看玛瑟合，但她在派对狂欢了一晚后没有回家，基于过去玛瑟合和她丈夫之间的暴力行为，她的母亲做了最坏的打算。警察被叫来，指责了她的丈夫。当玛瑟合重新露面时，她没有受伤，并解释说她需要时间来思考，很明显，他们两个不可能再有希望生活在一起了。她丈夫也已经回到了他的家乡。

"我听说卡特勒合正躺在他父母家的一个房间里，在等死。"我妹妹对我说。

"你和他说话了? 他说了什么?"

"是的，在他离开之前。我提出带他去看医生。我甚至给了他一份工作。他似乎很感兴趣，但我想他只是在搪塞我。"

"除非有人介入，否则他会死的。"

"切西妈妈，你收到我的留言了吗？我两天前给你打过电话。"这是玛瑟合的母亲从博茨瓦纳打来的电话。

"没有，我没收到。你那里一切都好吗？波士顿很热！"

"恐怕我有坏消息。卡特勒合离开了我们。他两天前死了。"

"噢，我的上帝！恩卡莫说他两个星期前就把自己关在一个房子里！"

"嗯，他已经去世了。"

"玛瑟合怎么样？"

"她今天好多了，前两天还有昨天她真的很糟糕。"

"你在哪里？"

"按照惯例，我们要把玛瑟合和孩子带到瓦嫩。葬礼将在本周末举行。"

"代我向她表示哀悼。"

毫无疑问，出现在她丈夫葬礼上的玛瑟合会因为许多事情泪流满面。她竭尽全力救他了吗？是她指控他丈夫传染了她而迫使他自杀的吗？真的是他传染的吗？毕竟，在他们认识的三年里，她就开始服用抗逆转录病毒药物。如果她考虑到另一种可能性，即她是被其他人感染的，情况会不会有所不同？她的CD4

细胞数必须少于200才能接受治疗。

　　玛瑟合怀孕了，很可能是卡特勒合的孩子，因为她在塞莱比-皮奎镇与卡特勒合生活在一起有一段时间了。几个月后，一场婚礼举行了——当时玛瑟合怀孕七个月了。玛瑟合来自塞莱比-皮奎镇以南四百公里的哈博罗内，她和卡特勒合就是在皮奎镇认识的。卡特勒合以前住在瓦嫩和绍松，两地相隔很远，也离哈博罗内和皮奎镇很远，所以他们与彼此最初的朋友圈和亲戚圈都没有任何交集。

　　自从玛瑟合知道卡特勒合感染了艾滋病病毒，他们就开始打架。在一场婚礼庆典上，玛瑟合的一个亲戚发现她认识卡特勒合，或者至少知道他，就是当他在瓦嫩接受艾滋病治疗的时候。玛瑟合和她的家人直到最近才知道这件事，但很明显，卡特勒合曾经处于艾滋病晚期，当地见过他的人都以为他会死。玛瑟合的亲戚惊讶地发现他看起来很健康，并且将要和一个已经怀孕的人结婚。

　　与多个性伴侣进行无保护性交的行为模式对艾滋病病毒传播尤其危险。在一种有时被称为放牧的模式中，一个男人可能在不同的地方，或者"多个房子"

有伴侣。拥有多段并发的关系似乎比拥有多段连续的关系风险更大。

显而易见，卡特勒合已经用抗逆转录病毒药物成功地治疗了艾滋病，以至于他感觉良好，并恢复了包括性关系在内的充满活力的生活。在服用抗逆转录病毒药物一段时间后，许多艾滋病患者的症状得到了解除，他们想要恢复正常的活动，包括性生活。在开始治疗时，大多数患者体内都有大量的艾滋病病毒，并通过精液或阴道分泌液释放病毒，从而感染他们的伴侣。当他们稳定服用抗逆转录病毒药物时，病毒载量会急剧下降，感染性伴侣的风险也会大大降低，但风险总是存在的。目前尚不清楚的是，当卡特勒合与玛瑟合发生关系时，他是否已经停止了服药，从而增加了玛瑟合感染的风险，或是卡特勒合在她不知情的情况下（她也不知道他确实感染了艾滋病病毒）仍在服药。那么玛瑟合是被卡特勒合感染的吗？也许是，但这绝不是肯定的。

那位发现玛瑟合的新婚丈夫就是她在瓦嫩认识的卡特勒合的亲戚，显然也知道玛瑟合和他的前女友当时都在接受艾滋病治疗——也就是另一个和他生了一个孩子的女友。

得知这一切后，玛瑟合显然对她自己和她所怀孩子的状况感到困惑和担忧。当母亲体内有大量的病毒，即很高的病毒载量时，婴儿最有可能被感染。高病毒载量可能高达每滴血十万个病毒。在大多数情况下，由于机体自身免疫反应在控制感染方面取得了暂时性的成功，因此病毒载量在最初感染（称为急性期）后的数周内呈现高病毒载量，然后在数年内降到低水平（即设置点）。几年后，免疫反应开始失效，艾滋病病毒战胜了人体，病毒载量逐渐回升。参与免疫控制的关键细胞会被破坏，每毫升血液中的免疫细胞数量会减少到几百个。此时感染者再次变得对他或她的性伴侣具有传染性，不久后，他或她会经常出现艾滋病的临床症状。

婴儿可能在出生前和出生过程中被感染，若进行母乳喂养，婴儿也可能在出生后被感染。玛瑟合的假设是正确的，如果她不进行母乳喂养，婴儿出生后就不会被感染。然而，如果她认为婴儿只有在出生后通过母乳喂养才会被感染，那她就大错特错了。事实上，婴儿在出生前、孕期最后几个月以及通过产道时，感染的风险可能更高。因此，如果玛瑟合在得知自己是艾滋病病毒阳性后没有立即开始服用化学预防药物，当时她已经怀孕七个月了，那么婴儿在出生之前就有很大的感染风险。如果发生这种情况，避免母乳喂养将没有任何用处。在非洲南部，似乎婴儿在出生前很容易感染这种病毒，阻止这种宫内传播的最佳方法是在怀孕二十八周或更早的时候开始化学预防。当时玛瑟合怀孕七个多月了，已经稍微超出了这个阶段。

虽然婴儿在出生前可能被感染，但在通过产道时也面临特别高的风险。在怀孕期不能服用抗逆转录病毒药物的情况下，特别是在怀孕的第七个月或第八个月之前，一种叫奈韦拉平的药物通常在临产时单独给母亲服用，然后给新生儿服用。研究发现，这样做可以使新生儿感染的数量至少减少一半。至少提前一至两个月开始给药，否则奈韦拉平以外的药物似乎对阻止新生儿感染无效。

有时，特别是在农村地区，孕妇在临产前不会见到助产士或其他卫生官员。在这一阶段开始服用奈韦拉平时，有一半或一半以上的母亲会迅速对该药物产生耐药性。这在未来会引发大量的并发症，因为母亲对奈韦拉平的耐药性可能会持续至少六个月。如果母亲随后患了严重的艾滋病——更有可能的是，如果她在分娩期间病毒载量非常高，并且更有可能感染婴儿的话——她将需要用高效抗逆转录病毒治疗法进行艾滋病医治。其中联合使用的三种抗逆转录病毒药物中的一种就是奈韦拉平。如果母亲已经对奈韦拉平产生耐药性，高效抗逆转录病毒治疗常常无效。如果她得不到适当的治疗，她就会死去，留下一个没有母亲的婴儿。

在大多数非洲文化中，妇女通常用母乳喂养婴儿，在艾滋病出现之前，世界卫生组织等国际卫生机构鼓励妇女这样做，因为母乳对婴儿有营养价值。在博茨瓦纳莫莱波洛莱利文斯通医院的人口处，贴着一块牌子，上面写着"母乳最佳"。然而，在非洲艾滋病流行的时代，母乳喂养有可能是危险的，除非艾滋病病毒呈阳性的母亲正在进行高效抗逆转录病毒治疗，这将大大降低她血液和母乳中的艾滋病病毒数量。作为一名受过大学教育的职业女性，相比一些没有就业的年轻女性来说，玛瑟合可能受到来自母乳喂养的压力较小，非母乳喂养也不会让她感到非常耻辱。在非洲，许多情况下，使用配方奶粉而不是母乳喂养的妇女可能会感到耻辱。

通常情况下，母乳是婴儿最好的营养来源，而且它也提供了一些保护性的免疫抗体来对抗腹泻和肺炎，这些都是婴儿很容易得的病——尤其当婴儿饮用由受污染的水或不洁净的器皿所冲泡的，或是用未经消毒的奶瓶冲泡的配方奶等液体时。即使是感染了艾滋病病毒的妇女进行母乳喂养，仍然可以传递一些对其他儿童疾病的免疫保护，但肯定没有一种可以抵消感染艾滋病病毒的风险。其他的感染通常可以用适当的抗生素消除，虽然不一定总是有效。在博茨瓦纳的大多数地方，饮用水通常是安全的，但在农村地区可能并非总是如此。异常强降雨引发的洪水也可能污染水源。在许多非洲国家，纯净水通常是找不到的。

一类研究的目标是降低婴儿感染艾滋病病毒的风险以及减少导致艾滋病病毒呈阳性的母亲所生的婴儿生病和死亡的其他原因。一种方法是在孕妇分娩前尽早服用抗逆转录病毒药物。通常，这些药物，甚至联合药物，与接受高效抗逆转录病毒治疗的患者服用的药物相同；即使艾滋病病毒呈阳性的孕妇看起来很健康，她们也要服用这些药物。正在进行的试验是测试不同的药物组合、不同的给药起始时间，以及确保服用药物的不同方法。成功服用这些药物显然与便利性、成本和可获得性有关，也与某些药物可能引起的副作用有关，如呕吐和腹泻。一些抗艾滋病药物在怀孕期间被禁止使用，因为药物本身可能会导致胎儿缺陷，但大多数药物对发育中的胎儿来说似乎是安全的。

另一类研究的目标是减少婴儿在出生过程中感染艾滋病病毒的情况。当妇女只有在临产时才检测出艾滋病病毒呈阳性时，这就变得至关重要。在这一阶段的某些情况下，婴儿已感染艾滋病病毒。但是大部分的"先天性感染"可以通过一种叫奈韦拉平的药物来预防。如上所述，这种治疗确实会引起母亲以及那些可能在子宫内就已感染的婴儿对奈韦拉平的耐药性问题。这种药物可能是母亲和婴儿以后需要的一种必不可少的药物，但却不能作为疾病治疗的一种选择，至少在一段时间内不能。剖腹产已被证明可以显著减少先天性感染艾滋病病毒的人数，但显然这只有在有熟练的手术人员和无菌设备的情况下才有可能。

目前正在进行第三个领域的研究是确定如何最大限度地保留母乳喂养的好处，同时减少与母乳有关的婴儿感染。一种方法是早期断奶，在三到四个月后，当母乳的营养和所带抗体的更独特的好处基本消耗完时，使用一种名为查巴纳的高蛋白粥补充营养。但是，这并不能消除产后立即进行母乳喂养的风险，也不能消除早期停止母乳喂养可能带来的耻辱感。研究表明，母乳喂养导致艾滋病病毒感染的风险长达数月，最长可达两年，因此，大大缩减母乳喂养期是有益的。另一种方法是对婴儿进行母乳喂养，但是同时给婴儿服用预防性药物，以减少或阻止艾滋病病毒的形成。这就好比提前给无意中接触到带有艾滋病病毒血液的针而可能被诊断出艾滋病病毒阳性的医务人员服用药物，又或者是提前给可能被艾滋病病毒阳性的男人强奸的受害者服用药物，它们遵循同样的原理。

另一个非常有效的方法是在所有艾滋病病毒阳性母亲哺乳期间为她们提供广泛的药物治疗。正如药物治疗能显著降低血液中的病毒数量一样，它也能降低母乳(以及生殖液)中的病毒数量，从而大大减少婴儿通过母乳喂养可能感染的数量。此外，还有其他各种方法被提出，例如让感染艾滋病病毒的母亲将母乳挤出来，在喂给婴儿之前对其进行巴氏消毒。但是，许多这种干预显然是不切实际的，特别是在世界上发展中地区。谨慎使用各种可选方案的组合可以将婴儿的感染减少至少90%，在没有任何干预的情况下大约每五个婴儿中就有两个婴儿可能被母亲感染的几率减少到大约每五十或一百个婴儿中有一个被感染。

最近的研究结果表明，即使是选择母乳喂养的母亲，如果在怀孕六个月前开始服用三种联合使用的高效抗逆转录病毒药物，并在母乳喂养期间继续服用这些药物，可以将母婴传播率降低到1%至2%。由于涉及撒哈拉以南非洲地区，使用安全的方法极大降低感染的进展一直是艾滋病研究的亮点之一。遗憾的是，由于缺乏足够的公共卫生领导、基础设施、受过培训的人员和资源，极大地推迟了在大多数国家实施这些预防婴儿感染的措施。但是，博茨瓦纳在实施这类项目方面一直很积极，大约90%的孕妇接受了检测，如果艾滋病病毒呈阳性，她们就会接受药物治疗，以减少传播。

玛瑟合的婴儿在出生后不久接受检测时大概没有

感染。在没有母乳喂养的情况下，如果婴儿在一个月大之前没有被感染（从分娩或怀孕期间传播），那么在他或她成为青少年并有性行为之前，几乎就没有感染的危险。尽管任何年龄的人都可能通过注射受污染的血液而感染，例如未经筛查的输血或非法使用受污染的针头，但这种情况应该非常罕见，特别是在儿童中，除非是在因疟疾或创伤而贫血的不寻常的情况下。

然而，对婴儿或幼儿进行检测以确认无感染并不像对成年人检测那么容易。连同婴儿从母乳中获得的腹泻细菌保护性抗体，艾滋病病毒抗体也会传播给婴儿，即使艾滋病病毒本身非常混乱。尽管这些抗体在成人中充当感染的替代标记，但它们不能适用于儿童，至少在儿童一两岁之前不能。在此之前，必须使用一种更复杂和更昂贵的检测方法，即聚合酶链反应，而且只有在更先进的实验室才能进行这种检测。在欠发达的农村地区，无法确定年幼的婴儿是否真的感染了病毒，或者只是做出了假阳性反应。

过了一段时间，玛瑟合自己开始服用高效抗逆转录病毒药物治疗自己的疾病。虽然还不清楚她的病情有多严重，但医生说她的 CD4 细胞数量很低。在世界各地，如果患者的 CD4 数量低于两百，患者会被建议进行高效抗逆转录病毒治疗。在博茨瓦纳，这一设置点现在定在两百五十，在美国和欧洲则是三百五十。即使患者尚未明显患病，达到了这些设置点也会被建议进行治疗。如果 CD4 细胞的数量下降得过低，人们担心疾病和死亡可能会很快发生，或者担心抗逆转录病毒药物无法恢复免疫系统。一旦艾滋病的治疗开始，患者应当终生接受治疗。就像高血压或糖尿病一样，这种疾病无法治愈，所以患者不能停止治疗。它只能处于控制之中。

玛瑟合在遇到卡特勒合之后的几年里显然需要治疗，这实际上增加了她最初是在一段更早的关系中被别人感染的可能性。虽然临床艾滋病可能会在感染后的一到两年内出现，但这是很少见的。一般情况下，人们不会在感染后不到三四年的时间里发展成临床艾滋病或严重的免疫系统破坏(即 CD4 细胞数量低于两百)。这通常需要六至八年。

卡特勒合为什么在那个时间死亡也令人感到困惑。他似乎放弃了服用药物，宁愿死也不愿继续生活在内疚和绝望中。然而，高效抗逆转录病毒药物有时会产生严重的副作用，导致恶心、呕吐、腹泻和各种其他严重的不适。在卡特勒合的例子中，当他开始和玛瑟合一起生活时，他可能只是为了掩盖自己感染了艾滋病病毒的事实而停止服药。又或者，像一些患者一样，他可能认为治疗和疾病一样糟糕，于是停止服药。即使是偶尔停药也会导致耐药性的迅速发展。当患者再次使用相同的药物，甚至是相关的药物时，它们不再具有同样的恢复健康的功效。越来越多的不具有相同"交叉耐药性"的新药正在出现，但它们通常昂贵得多，需要更昂贵的监测和更复杂的实验室检测，以及技术高明和经验丰富的卫生保健人员。

死亡似乎总是不公平的，但当受害者还年轻的时候，似乎尤其如此。当与性行为、生育，甚至出生和哺乳过程密切相关时，艾滋病病毒传播导致的死亡似乎尤其残忍。

·4·

曼德拉接受检测

艾滋病病毒感染诊断

"道法官，曼德拉病了。请您和他谈谈。拜托了，法官。您帮助过我，也帮帮他吧。"露西已经接受治疗快一年了，你看着她绝不会相信她曾濒临死亡。现在她把看上去患病的人拖到我办公室这件事视为己任，要求我和他们谈谈。

曼德拉，就是露西提到的那个年轻人，三十五岁左右，直到最近看起来依然体格健壮。他身材高大，肩膀宽阔，脸上挂着轻松而略带羞涩的微笑。他在刑事登记处工作，由于系统经常崩溃，他总是羞涩但坚定地试图让一名或另一名法官在他们的审判名单上多接受一份卷宗。他温和的举止总能赢得我的好感，每当我同意庭审某个他没有登记成功的案子时，他总是真诚地表示感谢。因此，我很想知道我能帮上什么忙，但我也很担心，因为我知道，自封为艾滋病病毒/艾滋病女警察的露西，如果没有什么事，她是不会催促我去看曼德拉的。

逃避躲闪几天后，曼德拉来到我办公室坐在我对面的椅子上，他宽阔的肩膀看起来更宽了，脖子像一条干巴巴的枯枝。他不停地在两只大手间摩擦一支笔。他很紧张，他看向所有别的地方，唯独不看我。

"法官，我的问题是在周末喝太多酒。我没有生病，真的，我没有，法官。喝太多啤酒总是让我腹泻。我的意思是有的时候，不总是这样，只是有些时候。"

"你喝的酒比过去几年多了吗？"

"不，没有，法官，并没有；我生病的原因是我在一间很冷的房间里工作。那个办公室很冷，满是灰尘。任何人都会生病。我觉得冷，但当别人看到我用暖气的时候，他们以为我得了艾滋病！"

"曼德拉，你知道露西去年病得很重吗？"

"是的，法官。我不想谈她的私事。"

"你知道是她坚持要我跟你谈话的吗？"

"是的，我听过传言。她得了艾滋病。但那是她的事。他们太多嘴了。"

"光今年一年，你看到了多少死亡通知？光今年一年，你为别人的葬礼出了多少份子？"每次一有司法机关人员去世，就会发布通知，每个人都必须出一点份子钱，然后由参加葬礼的人员交给死者家属。在过去的三年中，死亡通知的数量如此之多，以至于许多员工开始抱怨他们没钱再出份子了。

"法官，你知道如果一个人的寿命到头了，就是到头了。没有人能逃避死亡。"

"我第一次带露西去医院的时候，你看见了她，不是吗？你就在那儿。"我记得露西昏倒在钥匙室后，有人帮我把她抬到车上，而他就在围观的那一群人里。

"是的，没错。但是法官，老实说，如果我停止喝酒，吃好一点，我就没事了。我只是在家里会出问题。你知道的。当你开始在工作中表现出色，然后糟糕的事情就开始发生在你身上了。即使你不相信巫术，你也能看到坏事迎面而来。我和你说，法官——"

"曼德拉，你不觉得弄清楚你怎么了会是一个好的开始吗？"

"知道自己会死有什么意义？人固有一死。那么，知道这个又有什么意义呢？"他那瘦削的下巴固执地指向我，这是他进屋以来第一次面朝我。

"但你不一定会死！情况和以前不一样了。看看露西。"

"我得想一想。"他舔了舔又干又肿的嘴唇，我能从他的眼睛里看到恐惧。

"我可以和你一起去。我是说，接受检测。如果那样会让你好过些。"

"我有一个孩子。所以我得想一想。"

一个小时后，曼德拉离开了我的办公室，露西冲了进来。"他同意接受检测了吗，法官，你说服他了吗?"当我告诉她曼德拉答应考虑一下时，她对此并不满意。"你必须再试一次。否则他会死的。你有没有告诉他，如果他不接受检测，得不到帮助，他就一定会死!"

我知道露西的言论并不夸张。曼德拉的体重正在快速下降，嘴唇上也满是水疱，并且他承认他动不动就腹泻。他只要再得一些严重的疾病，甚至是反复的腹泻，他就会逐渐接近死亡。

在接下来的几个星期里，曼德拉和我谈及同样的事情，但他没有改变他的立场，说，他正在考虑这件事。有一次，他陪我到当地的心理咨询检测中心进行了一次踏勘访问。他已经说得很清楚了，他还没有准备好接受检测，但他想去看看那里有什么样的人，看看咨询师问什么样的问题。

这已经不是第一次看到他这么焦虑了，我在想这个中心是不是他做检测的最佳场所。基于过去的经验，这个检测过程在我看来太戏剧化了，与"正常"

的医院探访没有任何相似之处。首先是咨询服务，涉及关于一个人的性生活的详细问题，包括性伴侣的人数和最后的性接触，以及是否使用安全套。接下来的问题是：你希望得到什么结果？如果检测结果是阳性，你会告诉谁？你是否有对方的电话号码，你是否确认过对方有空接你的电话？然后你会被问到你是否做好了检测结果是阳性的准备。这时候你可能会想，你是否应该离开这个房间。接着，一个带盖子的银色金属碗被拿了进来。你被告知你的检测结果将会出现在那个碗里，你要自己打开盖子，阅读结果。你会被告知如何解读检测结果——两条杠代表阳性，一条杠代表阴性。然后你会被告知咨询结束，准备好接受检测，你会被再一次问及是否继续。即使是最有决心的人也可能会在离开咨询室后找借口从大门溜走，而不是去接受检测。

假如你留了下来，抽了血，然后等待二十分钟左右出结果，对于有些人来说银碗的戏可能太足了。你再一次被带回到咨询室，带盖子的银碗被拿进来放在你面前的桌子上，你会被问到是否还记得两条杠代表什么、一条杠代表什么，然后被问你是否确定。这个时候，你可能不再那么确定了。你可以要求他们提醒你，他们会照做。接着你会被再次询问是否确定自己期待的结果以及是否准备好迎接阳性的结果。与此同时，银碗正静置在你与咨询师之间，忐忑地等待着你揭露它的内容。最后，你会被要求揭开盖子，当你照着做，然后面对着一条杠或两条杠的时候，你会被要求解读结果！

我不确定曼德拉是否能应付得了这一切。事实上，我知道有一个人，他经历了检测的全部过程，但是在银碗揭示结果后离开了房间。他说一开始他拒绝揭开盖子，坚持说那是护士的工作。经过一番争论后，护士同意揭开盖子，但当他面对结果时，他记不起是两条杠还是一条杠代表阳性，当咨询师坚持要他解释结果时，他提出了不同的意见。最终以僵局收场，他怒气冲冲地走出了房间。

"但你的检测结果是什么？两条杠还是一条杠？"我问。"我怎么知道？我看上去像个护士吗？"

"我做过这个检测，所以你告诉我，我可以判断你的状态。"

"切西妈妈，我不记得了！我去找那些人，就是让他们告诉我，我是否感染了病毒。而不是被教导成为一名医生！如果我想知道我的腿是不是断了，他们是不是要让我自己解读 X 光片？"

我们谈话的时候他可能已经喝了几杯啤酒，但我认为他说的有道理。即使我说服曼德拉接受检测，虽然这种可能性似乎也不大，他仍然可能在检测过程完成前退出。

我继续和曼德拉讨论做检测的重要性，举了几个我认识的从中受益的人的例子，但是曼德拉似乎还没有打算改变主意。我正要放弃时，他在一个午休间隙冲进我的办公室，面带微笑，美丽的牙齿露了出来，竟让人忽略了他依然满是水疱的嘴唇，他向我宣布："法官，我去做了检测。我做过了！谢谢你！我做过检测了！"

"噢，这很好。"我为自己对他状况的错误判断而松了口气，但我仍在想，他到底出了什么问题，因为尽管他的兴高采烈让他看起来很振奋，但毫无疑问，他肯定是得了什么病。"

"我是阳性。"他的语气充满了坚定和欣喜，我以为他说的是反话。

"噢。"

"是的，我是阳性。我做了检测，被告知我感染了病毒。谢谢你，法官。仅仅知道这个结果已经卸掉了我肩上的重担。现在我可以开始治疗了。我已经被转到哈博罗内的一家诊所，很快就可以开始治疗了。我打了电话给我的女朋友。她带着我们的孩子正在来的路上。她们今天也要做检测。我和她谈了好几周，今天我决定勇敢地面对恐惧，去接受检测。"

几天后，曼德拉似乎告诉了办公室里的人几乎所有的他的情况。

"你不会相信登记处的那个家伙今天对我说的话。他突然告诉我他是阳性的，并且很快就要开始抗逆转录病毒药物治疗了。我觉得他能那样告诉我非常勇敢！" W法官在某个星期五的茶会上当众说。他对曼德拉所经历的精神上的痛苦知之甚少。

确定成年人是否感染艾滋病病毒而进行的检测不是直接检查该病毒的存在；相反，它是检查身体为防止感染产生的抗体的存在。博茨瓦纳的泰孛罗贝里中心提供艾滋病病毒检测和咨询服务，该中心在全国各地以及非洲的大多数其他国家都布有网点。这项检测的费用是最低的，只有一到两美元，还有一些费用用于针头和注射器抽血、工作人员采集血样、解释结果以及为病人提供咨询服务，价格也都不高，可测试的准确度极高。假阳性和假阴性都可能发生，但非常罕见。当检测结果难以解释时，可在几周后对新采集的血液样本进行重复检测，结果就很容易得到确定。

也可选择使用唾液而不是血液的检测。唾液检测的准确性略低于血液检测，通常仅用于流行病学调查，以估计可能被感染的特定人群的比例。例如，如果一家矿业公司需要估计其雇员中可能感染艾滋病病毒的人数，那么愿意在杯子里吐唾沫的工人可能比愿意被针扎着取血的工人要多。

用抗体诊断艾滋病病毒感染的测试具有高敏感性和特异性，只有两个例外。第一个例外是在测试前的两到四周内被感染的成年人还没有产生抗体。在这个阶段，流感样急性发热疾病经常出现，但并不总是这样。如果这样的个体检测结果为阴性，可以尝试另一种检测方法，即探测艾滋病病毒基因的聚合酶链反应检测。这种检测在设计上类似于法医在犯罪现场检测嫌疑犯脱氧核糖核酸的方法；或者，仅在一两个月后再次检测抗体就能得到准确的结果。

第二个例外是十八个月以下的婴儿，此时母体中的抗体仍然在他们的体内。无论婴儿是否真的感染艾滋病病毒，所有艾滋病病毒阳性母亲诞下的婴儿都会被动获得母体中的抗体——包括艾滋病病毒抗体；那些未被感染的婴儿在抗体检测上会呈现假阳性结果。而聚合酶链反应检测会立即显示该儿童是否真的被感染。

博茨瓦纳每年对大约一万人进行艾滋病病毒抗体检测，以估计该国感染艾滋病病毒的人数。最近的这项检测估计博茨瓦纳大约有 24% 的成年人被感染。一项挨家挨户的调查估计，如果把儿童（感染率较低)和成年人一起计算在内，大约有 18% 的人口受到感染。

　　一年一度的全国调查检测，以及在工作单位对员工的检测，通常是以匿名的方式进行。当然，对于曼德拉而言，他所进行的检测是他个人的选择，以确定他是否感染。由于他已经有腹泻、体重下降和嘴唇起水疱的症状，因此阳性的艾滋病病毒检测结果等同于被确诊为患有艾滋病。有趣的是，曼德拉的一位同事露西也有过类似的经历，她甚至在工作中昏倒并接受了紧急治疗。在检测结果呈阳性并成功接受高效抗逆转录病毒治疗后，她成了做检测和咨询的强烈倡导者。这表明抗逆转录病毒药物的可用性能够成为人们去检测自己是否感染的重要推动力。就像博茨瓦纳通常的情况那样，如果能够得到有效的治疗，知道自己的检测结果是阳性可能会带来更好的生活。

　　据推测，广泛的检测和咨询将减少新染病的人数。在某种程度上，这可能是真的，就孕妇而言，因为知道自己感染了艾滋病，可能就不想让未感染艾滋病的爱人因未采取保护措施的性行为受感染，或未经治疗的怀孕而让未出世的婴儿处于危险之中。同时，有充分的证据表明，即使在没有使用安全套等防护手段的情况下，高效抗逆转录病毒治疗的药物也能大大减少生殖液体中的病毒数量，降低通过性接触感染的可能。目前正在博茨瓦纳和一些其他国家进行实验性试验，以观察在感染配偶中使用高效抗逆转录病毒治疗艾滋病病毒感染是否会减少向未感染配偶传播艾滋病病毒的风险。同样的方法也可以在整个村庄或城镇进行试验，检验对所有最可能感染他人的艾滋病病毒阳性患者使用高效抗逆转录病毒治疗是否会降低整个社区的新增感染率。

在试图说服曼德拉接受检测时，道法官回想起他看到过的大量的死亡通知以及他为葬礼出的多少份子钱。在博茨瓦纳，众多亲友聚集在一起参加长时间的葬礼是一种标准的文化习俗。逝者的朋友们会被邀请分担费用，因为葬礼上要准备一顿大餐，并且逝者的家属可能因为用尽了所有的经济资源来照顾慢慢死于艾滋病的成员而变得一贫如洗。

曼德拉所经历的检测会给他带来创伤，因为他被问及关于性行为的问题，以及结果应该通知谁。在询问之后以及真正的检测开始之前，曼德拉被问到他是否想继续。事实上，许多去做艾滋病病毒检测的人——无论是为了个人诊断、公共卫生调查，还是为了参与研究试验——都没有返回去查看结果。当艾滋病病毒检测首次可用时，通常需要数小时甚至数天的时间来处理结果，这增加了客户不返回查看结果的可能性。近年来，"快速测试"变得更准确也更容易获得，降低了客户改变主意，不想要知道结果的可能性。虽然对阳性结果的恐惧是可以理解的，但是曼德拉在检测后的释怀的反应代表着从临床艾滋病的衰弱中恢复的第一步。

· 5 ·

莫妮卡妈妈之死

成人中的艾滋病及其有效治疗

莫妮卡妈妈死于 1997 年 1 月 13 日，去世时，身边围满了姑婶阿姨们。平常时，莫妮卡妈妈身边至少有五个姑婶阿姨陪着她。她们每天给她洗两次澡，用浸了凉水的布不停地给她擦身，并经常伴着莫妮卡妈妈痛苦的呻吟给她活动活动关节。每天至少有五次，她们会给莫妮卡妈妈喂一些粥和水的混合物。为此，她们不得不撬开她的嘴巴，掰开她的牙齿。但莫妮卡妈妈的眼睛早已洞察了一切，她会拒绝她们的乞求，合上嘴，并进入休息的状态。

骨瘦如柴、奄奄一息的莫妮卡妈妈躺在地上的床垫上；床很早就被搬到了别的房间，以便靠近照顾她。姑婶阿姨们，时不时地，为了分散精力，可能会讨论点平凡琐事，像雨下得太大，或现在的年轻人都喜欢吵闹的音乐等等。通常情况下，虽然她们都很安静，看着莫妮卡妈妈起伏的胸口，等待着她最终屈服的迹象，但她们已经公开谈论这种可能性，并认为这是唯一能解除痛苦的方式。

这座屋子有五间房。卧室外面，三间房中，必有一间，会有至少三位姑婶阿姨坐在那里，等着帮忙。她们讨论的话题，虽然大部分还是关于莫妮卡妈妈那渺茫的恢复可能，但涵盖的范围已相当广泛。她们会讨论留在家中的孙辈们；席卷全国的死亡灾难和欠收的庄稼；她们也会痛惜自己女儿们日渐消减的牛仔裤腰身。有时，卧室里传出的一声痛苦的呻吟会突然打断她们的谈话。她们就会马上询问是否有需要帮忙的，或她们沉默不语。卧室内外，她们都只在等着一件事：死亡。

屋外的桑树下，一群叔伯舅们正压低嗓子聊着天，他们也只在等着一件事情——死亡。至少两周以来，他们天天都会在这棵桑树下见面——那些照顾莫妮卡妈妈的姑婶阿姨们告诉他们，对莫妮卡妈妈而言，唯一的解脱就是死亡。一个好心的邻居提来了一桶传统啤酒，这样叔伯舅们和一两个姑婶阿姨在等待这个必然结果时，能缓解一些悲伤的情绪。

离叔伯舅们几米外的地方是做饭区域，年轻妇女们正在为叔伯舅们、姑婶阿姨们准备下一顿饭。这些年轻妇女们来到莫妮卡妈妈家已有几周了；人手足够，大家轮流干活。她们说话，也会压着嗓子。她们也在等着那个必然结果。

莫妮卡妈妈的三个女儿躺在一间卧室里。有时，她们中会有一个，红着眼睛，满脸疲惫地来到那些姑婶阿姨身边，看看事情是不是有一些新的进展。

"她现在怎么样了？"

"没什么变化，孩子。去躺会儿吧。现在我们也没什么可做的，只能等待她自己的屈服，这样病痛也就结束了。"

"我能去看看她吗？"

"这只会给你带来痛苦，孩子。什么也改变不了。"

"就让她进去看看吧。只有这样孩子才能接受那必然的结果。"其中一个阿姨建议道。

"好吧，孩子。进去吧。但你要有心理准备。"

女儿再次迎上了妈妈转动的双眼。妈妈是不是在试图告诉她什么呢？在那双眼睛背后，她似乎是那么有生气！女儿从一个阿姨手中接过毛巾，把它浸到冷水里，拧干，在母亲的额头上反复擦拭。她想问那些阿姨，既然她们都在等待妈妈的死亡，那又为什么要给她喂食呢？她想要质问那些信天主教的姐妹们怎么连祈祷什么都不清楚？她们到底是要乞求母亲的康复还是死亡？她想抗议，正是由于她们对于愿景和期许的混乱才使她母亲陷入了生与死的僵局里。

"圣父啊，让您的孩子不要再遭受磨难了；如果您愿意，就接受她的灵魂吧。"她的一个姐妹祷告道。

"哦，主啊，您完全有能力让我们病重的朋友康复起来。您就行行好赐予她力量吧。"她的另一个姐妹这样说道。

女儿自己很害怕面对自己内心真实的期许，尤其是在她看到母亲被用从祖先出生的地方挖来的土壤沐浴以后。这表明，在她叔伯舅姑婶阿姨们看来，让她母亲脱离痛苦的唯一办法就是死亡。这样一来，又有什么退路呢？单从母亲的骨架上又嗅得到多少生命的气息呢？那双唇又怎么能够覆盖全部的牙齿呢？

莫妮卡妈妈从生病到现在，断断续续地，至少有五年时间了。一直到去年，她总算恢复，继续回去工作了。在她受到严重的流感侵袭时，她还能从床上爬起来；过后，人们也就忘了，她曾经生过病。在她腹泻时，她去当地的医院看了病；那几天似乎与之前也没什么两样。当她嘴唇上长了水泡，她上了一些龙胆紫什么的，几周后似乎这也没事了。之后，她长了丘疹，耳朵后面也发现了肿块，她自我调侃道，她现在既得了儿童流行的腮腺炎，又有了青少年粉刺的烦恼。从那以后，慢慢地她的体重不断减轻。一开始，这并不引人注意，直到有一天，一位老朋友大声说出了他这一发现。莫妮卡妈妈生气地反驳说，她也知道该朋友的一些明显但绝不好看的地方。在场的人对莫妮卡妈妈突然的震怒表示惊讶；后来，当他们再回忆起这件事时，他们确信，那时，莫妮卡妈妈一定已经知道了自己得了病。

在她生病的这些年里，甚至是直到她去世的前一周，莫妮卡妈妈尝试了各种方法来与渐渐吞噬她的艾滋病病魔作斗争。她去了医院，却发现，除了预防机会性感染之外，医院根本帮不了她什么。起初，似乎没有人告诉她，到底是什么使她患病的，但最后还是有一个医生跟她说了：她的问题起源于好几年前，她曾和一个艾滋病病毒感染者在未进行保护措施的情况下发生了性关系。

她不是去了一家而是三家教堂，大家都告诉她，只要她足够相信，她就能被治愈。她在一家教堂接受了圣水的沐浴，神职人员们在她身边舞蹈，并恳求恶灵离开她的病体。据他们说，她的问题在于她对主的力量的信任有限。

她也去看了传统医生，那医生在掷骨之后，诊断她的问题源于她对于一个同事的嫉妒。只要她能净化自己内心的不良冲动，就能痊愈。那医生也给她开了些药，但他说，能不能治愈，关键还是看她自己。

她还去找了灵医。那灵医在她的胸口上咬了一下，并吸出了疾病。她大松一口气，看着那个塞也索（sejeso）——生长在她体内的生物被吸了出来，那造成她疾病的东西正在她脚边的血泊中颤抖着，她觉得她已然痊愈了。但一个月后，她的健康状况并没有得到改善，她又回到了灵医那里。灵医告诉她，上次的去病并没有成功；塞也索的触手确实被砍断了，但现在又长了回去，成了一个完整的生物体。外界也有更强大的力量在阻挠她的痊愈。她是不是有可能得罪了某个叔叔，或是阿姨？

除了医院的那个医生以外，没有人告诉她病魔的名字，包括她的护士、亲属、朋友——当然，她自己就更不会知道了。

护士们在她病历上写的都是代码，所以不论是她自己还是旁人都不明白"这个疾病""这种新疾病""这种收音机里说的疾病""这种无法治愈的疾病"指的是什么。对于那些传统术士和灵医们而言，她要么就是被蛊惑了，要么就是因为蛊惑了别人而受到了天谴。

重复出现的信息都是清晰的：她终将死去。他们说的一定是实话。所有她身边的人，她的同事，她的朋友，她的亲属，也终将死去。

她在 1997 年 1 月那天正午时分最终闭上双眼时，她身边的人都大舒了一口气。几天来，他们都在等待这仁慈的长眠。屋内从来没有人说起过这病魔的名字。

　　在莫妮卡妈妈去世的 1997 年，可以用来拯救她生命的抗逆转录病毒药物并没有在非洲发售。这种药物能在欧洲和美洲买到，但是价格不菲。而且那时，根本没有人想过去非洲出售这种药。此类药大部分都受到制药公司专利的控制，而且人们相信，只有那些有经验的专业内科医生才能使用这种药物，并监测病人的身体康复情况。那时在非洲医治艾滋病的内科医生里，只有极少数曾经使用过此类药物。据估计，使用此药，一年需花费好几万美金，这在非洲根本无法想象，他们那儿的中等收入每年只有几百美金。就算是在博茨瓦纳，这个由于钻石矿而稍显富裕的非洲国家，当地居民的平均收入可能也只有几千美金。这样的收入，买那些药，远远不够。而且，很显然，当地也没有会使用此类药物的有经验的医护人员。

　　到 2001 年或 2002 年，小部分非洲患者开始从一些企业聘请的私人医师那里获得抗艾滋病的药物。但他们通常只能得到一种或是两种药物，而不能像富裕的国家一样，得到疗效最好的三种药物的联合。这就导致了大批的抗药性和临床失败的案例。就像 20 世纪80年代末90年代初，美国研制三种药物联合的高效抗逆转录病毒治疗之前的状况一样。然而，到了2004年或2005年，博茨瓦纳的情况已大不相同。2002年时，博茨瓦纳政府购买了大量高效抗逆转录病毒治疗所需的三种药物，许多医护人员都在哈佛大学的短期项目中接受了关于此治疗的集训。那些短期课程是由盖茨夫妇基金会和默克基金会共同资助的。到2005年，博茨瓦纳全国各地兴建了许多艾滋病治疗中心。在哈博罗内的玛丽娜公主医院，曾有大约一万五千名艾滋病患者在那里接受医治，可能世界上任何一家医疗机构都没有同时接收过那么多的艾滋病患者。

医疗项目的开展取得了很大的成就。大部分患者的生命都得以挽救，就算是病得像莫妮卡妈妈那样严重的，也救了回来。医疗救助项目的不断扩大和成功给葬礼行业带来了不小的冲击，但除此之外的其他行业似乎又再次蓬勃起来。那些接受了治疗的患者，重新恢复健康与活力后，又再次回到了工作岗位。似乎，最终，这个项目能够自给自足。抗逆转录病毒药物的价格随着低价非专利药物的生产直线下降。对于那些可能会因艾滋病而丧命的人而言，大部分年轻的成年人已经获得了他们的多数教育和生活技能，他们能够继续工作，回报社会。

显然，似乎在那时，博茨瓦纳艾滋病治疗的成功率同美国与欧洲的主要医疗中心一样好。之后，发现一些不是那么昂贵的抗逆转录病毒药物组合一样疗效很好，而且不是那么有经验的医护人员同样能出色地完成工作。坚持严格地定时定量服药对于艾滋病患者而言，也十分重要，因为一旦忘记服药，就极有可能会导致抗药性病毒的出现。但非洲的病人普遍都能严格地按照规定服药，即使有时药物会带来恶心之类的副作用。

在 2001 年或 2002 年年末，博茨瓦纳第一位艾滋病患者通过公共系统获得抗逆转录病毒药物。当时，人们会对患者进行鉴别分类，就像对战场上的伤员鉴别一样，那些病得最严重的患者会得到优先医治。随着医疗系统逐步完善，它已经覆盖现今的患者人数，越来越多的患者能在体质变弱前及时得到救治。到了2008 年，博茨瓦纳的艾滋病患者在他们的免疫系统CD4 淋巴细胞跌至每立方毫米血液中只有两百五十时，就能接受高效抗逆转录病毒治疗。此时治疗，90%甚至更多的患者能够活下来，回去工作，恢复至正常的生活。虽然艾滋病病毒永远无法从他们的体内清除，但它可以通过药物控制，就像高血压和胰岛素依赖性糖尿病一样。

就算病人像 1997 年莫妮卡妈妈那样病得如此严

重，也可能通过高效抗逆转录病毒治疗和后续精心的支持型治疗得以康复。尽管其 CD4 细胞可能已经所剩无几，或许每立方毫米血液中只有十到五十个，其免疫力还是可能通过恰当的治疗得以最大限度的恢复。

莫妮卡妈妈所表现出来的症状是非洲地区艾滋病患者最典型的症状——一般的身体不适，发烧，并伴有被称为类流感综合征的呼吸系统问题：慢性腹泻、淋巴结肿大、疱疹，因发烧引起的水泡、体重不断减轻或是"消耗"。这种消耗很大程度上是由于发烧和身体不适而使患者没有食欲，从而造成一种代谢综合征，导致患者的体重直线下降。虽然普通抗生素或是治疗结核病的药物可以延缓一些严重症状的产生，但只有高效抗逆转录病毒治疗才能阻止情况的进一步恶化。

1997 年，也就是莫妮卡妈妈去世的那一年，是博茨瓦纳艾滋病大肆盛行并导致人们死亡的年份。由于艾滋病的流行和感染是从 1990 年左右开始扩大的，但到了 1997 年感染人数才达到了最高峰，所以在博茨瓦纳艾滋病患者人数最多的时候应该是 2004 年或 2005 年左右，正好是高效抗逆转录病毒治疗广泛流行的时候。

治疗的普及可能会从多种途径影响艾滋病病毒的

检测率。比如，人们知道即使检测结果呈阳性，他们也能通过治疗挽救生命，许多人可能就会愿意去做艾滋病病毒检测。艾滋病刚在美国流行时，美国还没有抗逆转录病毒药物，当时就很难让高风险的男同性恋者去做艾滋病病毒检测，因为他们知道没有成功治愈的方法。在高效抗逆转录病毒治疗在博茨瓦纳广泛使用的同时，总统莫加埃提出了一种新的"自愿退出"计划，以鼓励更多市民进行艾滋病病毒检测，了解他们的身体状况。虽然自愿检测点和咨询点在博茨瓦纳设立已有一段时间了，但只有小部分人知道他们的艾滋病病毒状况。在"自愿退出"计划开始以后，不论因何原因来到健康机构的人们都会被告知他们将进行常规的艾滋病病毒检测，但他们也有权利拒绝——自愿退出。大部分群众还是选择检测的，结果，接近半数的博茨瓦纳人知道了他们是否染上了艾滋病。对于那些确诊感染的病人，医院会进一步对他们进行 CD4 细胞的检查，并确保他们在必要时，能立即接受高效抗逆转录病毒治疗。

长期以来，人们一直认为了解自己的艾滋病病毒感染状况会减少危险行为的发生。那些知道自己艾滋病病毒抗体检测呈阳性的人可能会避免去感染他人（虽然很明显，事情往往并不都是这样）。然而，也有人认为，救生的高效抗逆转录病毒治疗的普及可能会造成更危险的性行为，因为他们知道，感染艾滋病并不一定意味着百分百的死亡，不像莫妮卡妈妈所处的时代那样了。比如，在加利福尼亚州，就有人提出救生的高效抗逆转录病毒治疗快速发展使得新一代男同性恋中危险的、未经保护的性行为明显上升。

乌干达经常被视为艾滋病病毒控制良好的示范国家，该国的艾滋病感染率从最初的 10% 到 15% 降至 5% 左右。艾滋病在乌干达和非洲东部的流行比在博茨瓦纳和其他的非洲南部地区早了十年。因此，早期受感染的群体死于 20 世纪 80 年代和 90 年代，因为那时并没有什么好的治疗方法。也有人认为，正是由于乌干达的高死亡率才导致了其较低的新感染率。吸烟家族的肺癌死亡情况一直被认为是父母用于教育青少年不要吸烟的最好警示。同样地，我们可以推测，在高效抗逆转录病毒治疗盛行之前，艾滋病死亡率会减少受害者家庭中青年群体通过危险性行为感染艾滋病的几率。

1997 年的博茨瓦纳，艾滋病经常被称为"这种新疾病"、"这种收音机上说的疾病"（因为当时人们是通过收音机听说这一疾病的）、"这种无法治愈的疾病"。很明显，当时大部分人并不知道成功的高效抗逆转录病毒治疗在一些富庶的国家已经得以实施。患者更可能去咨询传统术士或是灵医，因为当地的医院也无法提供更好的治疗。莫妮卡妈妈的死亡就发生在她可能通过高效抗逆转录病毒治疗得以救治的前几年。

·6·

纳莱迪和她的侄子西玛

儿童中的艾滋病

　　纳莱迪的工作做得很好，但她不够相信自己，而且总是抱怨说，其他同事们总是合起伙儿来对抗她。午休时，她通常总是一个人待着，读读宗教资料，或是上网搜寻一些心灵启示。她来找过我好几次，都是关于一些受轻蔑之事——其中有些，我料想——是由她的几个同事主导的。2003年的某个午休时分，纳莱迪犹豫地扣响了我的门，我猜她又是来抱怨哪个同事无端指责她弄丢了文件，或是在她背后说了些难以启齿的下流话。但是，我错了。

　　"法官，我刚刚接到一个来自皮奎的电话，是我侄子的老师打来的。她说，我们必须采取些措施。她还说，如果你看见我的侄子，你会哭的。是的，夫人，她说那会让人哭的。"纳莱迪的脸微微向左倾，所以正对我的不是她的脸，而是她的右耳。我不止一次地想，是不是她的左耳有一点聋呢。也可能这样的动作仅仅是她害羞天性的部分体现。她的眼睛开始泛红，泪水涌出。她抽噎着，用夹克衫的一角擦干眼泪。我知道纳莱迪的妹妹死于艾滋病，留下了一个十岁的儿子。我也知道，男孩的父亲把孩子丢给了自己的妈妈，另结新欢。

"怎么了？孩子生病了嘛？"

"老师说，他没洗澡、没吃饭就去了学校，看上去像个街边的野孩子。我必须去看看他。法官，您能和楼下的那些人说说嘛？我今天就想走。不，是现在！您是知道的，就因为是我，他们会想出各种阻挠我的办法。楼下没有人喜欢我，我也不知道我做错了什么。""楼下"是高级法院的行政部门。

"我确信你在填完一张紧急事假单后能请两天左右的假。我会跟他们说的。"

"谢谢您，法官。您知道，在我还活着的时候，我妹妹的孩子竟然要如此遭罪，这让我多么伤心。我想照顾他，因为我爱他，因为他习惯与我和我的孩子们在一起。而他的奶奶只是出于职责在照看他。她根本没法照顾好一个十岁的孩子。更别提是个生病的孩子！"

"你为什么不去呢？去与他的奶奶和老师们聊聊，看看你能做些什么。到那儿记得给我电话。"

一小时之内，纳莱迪就动身去了皮奎，那里距洛巴策约五百公里。

"法官，我到我侄子的学校了。您真该来看看这个男孩，根本没人在照顾他。他脏极了，您看他那牙！如果您看到他的话，您会哭的。"

"你和他的奶奶聊过了吗？"

"还没有，我昨晚和一个朋友在一起，之后就直接来学校了。"

"那你打算怎么办？"

"他一见到我就哭。自上次葬礼之后，我还没看过他。他死死抓着我的裙子，不让我走。他想和我一起回来。我该怎么办？"

"首先去和他的奶奶聊聊。可能她会很乐意你把孩子带走的。"

"不，不可能。她奶奶和我父亲曾在葬礼上恶语相向。我父亲怪奶奶的儿子害死了自己的女儿。所以你看，他奶奶根本不愿意见到我。"

"但你依然要去见她。你没法预料结果。她根本不了解自己的孙子，而且显然她也不想照顾他。先去见见她吧。"

"或许我应该先去找社工。可能他们会建议我把孩子带走。我不能把他抛下。您应该来看看他。他肤色浅，就是我皮肤的颜色。但您永远也猜不到，他现在脏得发黑，布满污垢。您要是看到他的话，您会哭的！真的，您会哭！"

"孩子的父亲现在在哪儿？"

"他和另一个女人住在南边。他完全不管孩子。我明白，他正计划着再婚。"

那天的晚些时候，纳莱迪打电话说，孩子的奶奶很生气，因为纳莱迪去皮奎前没有事先告知她，或者和她一起作安排。

"你认为她是真的想照顾这个孩子吗？或者她觉得这么做是她的传统职责所在？可能她只是认为让你照顾孩子有点尴尬。她担心人们会说她连自己的孙子也照顾不好。"

"我肯定她不想照顾这个孩子。她一直抱怨着许多事，而且人们也并不领会她所做的一切。"

"即便这样，我猜她也不会那么轻易地把孩子交给你的。那几乎违背了传统道德。所以，可能的话，你要用一种不伤她面子的方式把孩子带走。"

"怎么做呢？"

"首先，你要想清楚的是，你真的准备再养一个孩子吗？你自己也有三个儿子。你的父亲又与男孩的奶奶争执不下。你还有一个生病的弟弟，你还要坚持抚养这个孩子。"我已经能想象纳莱迪单方面决定收养她侄子之后可能面对的复杂处境。她是个有三个儿子的未婚妈妈，第四个男孩的加入一定会在她自己的小家庭内掀起波澜。此外，尽管她的决定是把孩子领回自己家来养，但因为她未婚，人们会以为她是代孩子的父母和原生家庭在照顾这个孩子。别的家庭，这男孩父亲的家庭，已经付了彩礼（通常是牛）给纳莱迪妹妹，所以现在这个孩子归他们抚养。纳莱迪，仅仅是孩子已故母亲的姐姐，不能不经孩子父亲的授权，就闯入校园，带走孩子。要获得那样的授权，通常要经过一场家庭会议，会上所有家庭成员都要轮流发言。

"法官，我不能离开他。无论如何，我都必须看看我能做些什么！"

"你父亲会说什么呢？"

"我不知道。但是，我弟弟会很生气。他会说，为什么我们要照顾这样一个孩子？孩子爸爸还活着，而且已经付过彩礼了。他老婆死了，留下个孩子，他就想逼我们接收这个孩子。"

纳莱迪来自一个满是内讧的家庭；兄弟之间总是拳脚相向。在父母家时，若有兄弟大发雷霆，纳莱迪有时不得不把自己关在房间里。纳莱迪现在住在位于洛巴策自己的家中，但是收养侄子意味着这个孩子会成为她大家庭中的一份子，他会在周末和节假日去拜访她父母。她兄弟的意见就不能简单地被忽视。

"这个男孩现在在哪儿?"

"他正抓着我的裙子,不让我走。他乞求我不要离开他。"

"好,下面是我的建议。是这样的:那个孩子的自然监护人是他的父亲,他父亲把孩子交给自己母亲照顾。如果你说的都属实,那么他的母亲就没有尽责。你现在坐下来,给孩子的学校和当地社工写一封信,说明你为什么来到皮奎。你必须回来工作,但你也不能让孩子继续留在那样的环境里。你要把孩子带回你工作的洛巴策,你也希望相关部门能做个评定,看看谁更适合获得孩子的抚养权。你还必须阐明你把孩子带走仅仅是因为你觉得把孩子丢下太不负责了。你要全面地描叙他的处境,包括他的穿着、卫生和健康状况。然后,你和孩子一起坐车回来,等待结果。"

第二天,纳莱迪来到我的办公室,抓着她裙子的是个迷茫的小男孩。这男孩真的让人忍不住落泪。他的嘴唇满是溃疡,牙床在流血。他的眼睛湿湿的——是眼泪还是感染,并不清楚,可能两者都有吧。

"法官,你明白我为什么不能把他留在那儿了吧? 我妹妹如果知道我们这么对她的孩子的话,一定不能安息的。"

"杜梅拉，帕帕，（Dumela papa）你好，年轻人"。我跟男孩说。他僵了一下，低声回应了我一句。

"你多大了？"

"他十岁了，但看上去像六岁！我真的没法相信有人能对个孩子这样。不给他洗澡，不给他吃饭。法官，他昨天在车上一直哭。"

纳莱迪说，她回来工作不单单是为了让我亲眼看看这个男孩，还为了争取时间，让她能够早点带他去医院。

之后的几个月里，纳莱迪一直在和我分享她侄子的生活近况。她告诉我，孩子的父亲再婚后，就死于艾滋病。一夜之间，孩子的奶奶想要抚养权。要知道，在孩子被带走时，她可是连一根手指都没抬过啊！男孩的父母过去都是公务员，也就意味着他们的儿子能获得一笔钱。因为孩子的父母不再享有人寿保险，之后不论谁抚养这个男孩，就能掌控这笔钱。为了拿到这笔钱，双方展开了为期一年的抚养权之战，其间，彼此都恶语相向。

抚养权的官司仍在继续，但纳莱迪却开始担心男孩的健康状况。他极有可能已经感染了艾滋病病毒。他的父母都死于艾滋病，而他自己也十分虚弱。身上的溃烂此起彼伏，淋巴结也在持续肿胀。

"法官，我想带西玛去做艾滋病病毒的检查。"

"你认为你已做好了准备接受结果吗？你的咨询进展得如何了？"

"哦，法官，没有那些咨询我都不知道该怎么办。生活很艰辛，法官。生活一直很艰辛！"

"你的孩子们对西玛怎么样？孩子们对他和你们一起住怎么看？"

"生活很艰辛，法官。不论是在家还是工作。"

"你确定他们不嫉妒吗？过去的一年你把心思都放在了西玛身上，你如果不注意的话，你的儿子们会愤愤不平的。"我注意到纳莱迪花了很多时间和心力来让她的侄子融入她的家中。即使抚养权的案子仍在斗争中进行着，她拼命争取并成功地拿到了男孩的部分钱款。因而，她能送他到私立学校就读，让他吃到均衡的膳食，并确保他获得良好的医疗救治。如果这个男孩需要什么，她会马上请一天的假来满足孩子的需求。

"哦，你说得对！当然你说得很对。我最大的儿子现在很难管！咨询师说，他是在嫉妒。但他拒绝接受咨询，他说他没有疯。你看，西玛能去上私立学校，但是他们却不能。西玛的问题占据了我们过去的一年：打官司、看病、争斗……但我能怎么办？我总不能让他死在皮奎吧！"

"你和你的孩子们说过这些吗？"

"我跟他们说，他生病了，母亲也去世了，所以他们要有同情心。"

　　"这样说是没错，但孩子们还是需要他们的母亲。他们可能觉得被忽视了。关于检查，我已和瑞贝卡·塔克医生说好了。她会见你，并给你一些建议。"

　　"嗨，尤妮蒂，我是瑞贝卡。你的一个病人要来见，是吗？纳莱迪？她侄子的父母都死于艾滋病。"

　　"是的。她在考虑让这个孩子做个检查。"

　　"我想，这其中有个正在进行的抚养权官司。所以，如果她输了官司的话，也就可能失去这个男孩。"

　　"没错，是有这种可能。"

　　"那我的建议是，我们要先等法院的判决结果。这孩子现在的身体状况还好，我能治疗他的感染症状。最好是由孩子真正的监护人来带他做检查，然后再着手制订一个长期的治疗计划。"

　　"我还认为，纳莱迪应该继续接受咨询。她似乎有些被压垮了。作为四个儿子的单身妈妈，她还要打官司，还要担心自己的侄子是不是感染了艾滋病。这对于一个人来说，承受得太多了。"

　　"我明白你的意思。谢谢你。"

"我会继续观察这个孩子的。如果他的健康状况显示他必须接受检查，我也绝对不会犹豫的。但此时，我并不认为他非要做检查不可。现在检查并不一定能够帮到他。"

非要做检查不可的那一天还是来了。孩子深受各种机会性感染的困扰，尤其是流感和一些类似疱疹的东西。他的嘴里满是溃疡、蛀牙，牙床在不住地流血。

"法官，他是阳性。我知道这个结果并不惊讶，但为什么上天就不能放过他呢？他的父母都已经死了，这难道还不够吗？"

"西玛怎么样了？"

"知道消息后，他就一直哭，一直哭。"

"玛哈瓦医生怎么说呢？"纳莱迪刚从玛丽娜公主医院的小儿科回来。

"他说，他会好的。但你知道医生们——总是说病人们总会好的！"

"那他什么时候开始服药呢？"

"还没开始服用。他们还要检查孩子 CD4 细胞计数和病毒载量。我们下周还要再去一次医院。我都不知道他正式接受治疗前我们究竟还要再去几次。但那里的人真的很好。我希望他们的药能有效。但他们真的很善良，很有耐心。"

"法官，我赢得了抚养权的案子！我真的大松一口气。只要一想到西玛可能会回到皮奎，我晚上就睡不着。那不但会杀了我，也会杀了他的。"

"法官，我想谢谢您和迪倍拉法官。我还记得迪倍拉法官与你们交谈之后，他和我说的话。他跟我说，'现在，有种药物治疗可以帮助西玛，大家都是先做检查，再进行药物治疗以延续生命的。我不是说你的侄子已经感染了(艾滋病)，但他可能是其中一个不幸儿；带他去做检查吧，如果他真的病了，就对他进行治疗，他会没事的。'正是这些话，给了我带西玛去做检查的勇气。"

"西玛正在进行药物试验，医生们要看看哪种药对他最有效。"

纳莱迪的儿子们在继续斗争着。这种紧张的关系使得纳莱迪最近又开始了咨询。大儿子仍然拒绝咨询，因为咨询地点在洛巴策精神病院，但他坚称自己并没有疯。

在历经约两年的痛苦考验之后，纳莱迪说："每次我想到这些，都会落泪。我自己都不知道，这是喜悦的泪水，还是同情的眼泪。"

纳莱迪的妹妹死于艾滋病，留下一个十岁的儿子无人照看。这个叫西玛的男孩被丢给了他的奶奶。西玛的爸爸再婚后，不久也死于艾滋病。西玛最终被确诊患有艾滋病，并接受了抗逆转录病毒治疗。

艾滋病病毒的发病时间表明了从病毒最初感染到疾病发展期间的延迟性和多变性。尽管纳莱迪的父亲认为是男方使得自己的女儿染上了艾滋病，但现在我们无从知晓到底是孩子的母亲感染了父亲，还是父亲感染了母亲。甚至还有可能，虽然可能性很低，夫妻双方都是从外人那里染上了艾滋病。但不论是何种感染方式，西玛一定是在出生或是吃奶时从他已经过世的母亲那里感染上了艾滋病。

在某些情况下，我们也许可以辨别到底是谁感染了一个成年人，只要患者在被感染之后的最初几个月内提供血样，并提供病毒潜在者的血样即可。通过基因序列分析，即比对供者和受者病毒遗传密码的一致性或相似性来判断。但这种方法只对刚染上病毒的群体有效；几年后，过多的突变会影响分析。因为西玛的父母在被确诊前已经感染了约六至十年的时间，现在再去追查病毒的来源，太晚了。

除了在特殊情况下被输入带有艾滋病病毒的血液之外，对于两岁至十二岁的孩子来说，确实没有其他受感染的方式。母乳喂养可能在孩子二至三岁的时候就结束了，而性传播的危险直到孩子到了十二岁至十四岁，步入青春期时才会表现出来。艾滋病盛行之初，当人们知道艾滋病可以通过性行为或血液传播时，有人就想是否艾滋病像疟疾一样也可能通过蚊子传播呢？因为蚊子会吸取艾滋病患者的血。之后，人们很快就明白艾滋病病毒不会通过蚊子传播，因为三至十岁的孩子最招蚊子咬，但他们并没有因此染上艾滋病。

有些受母亲感染的孩子在被感染后的头一两年会表现一些症状，之后不久就死了。发生这种情况，很可能孩子在出生前就已经感染了艾滋病病毒，甚至可能在其免疫系统完全形成之前就已经感染了。而通过母乳喂养受感染的婴儿，可能更容易受到疾病的侵害。很明显，一旦孩子开始从艾滋病病毒阳性的母亲那里获取母乳，就会受到感染，这个过程很长，至少会持续到孩子两岁。孩子两岁之后感染上艾滋病病毒，会经历更长的诱导期，才能发展成临床艾滋病。我们可以推测，这就是西玛身上的情况，因为在他七八岁之前，他没有表现出一点儿艾滋病的症状。然而，每个人发病前的诱导期是不相同的，这也可能与基因不同有关。这当中包括艾滋病病毒的基因变异，有些病毒会更快地让人得病；也包括人与人之间的基因差异，有些人的免疫保护系统更好。

得艾滋病的孩子许多症状及表现与成人一样：持

续腹泻、低烧、呼吸困难、淋巴腺肿大，因酵母菌感染或是疱疹而导致口腔感染。西玛牙龈和嘴唇上长期的溃疡可能就是疱疹病毒引起的。当酵母菌增多时，受感染区域可能会发白，而且通常会伴有异味。西玛一直有淋巴结病，一般表现为淋巴腺肿大，不论是对儿童还是对成人，这经常被视为艾滋病的先兆。

大部分用于预防或治疗机会性感染的成人药物，儿童也能使用，但根据孩子体重的不同，需要相应地减少剂量。感染上艾滋病的孩子和其他孩子相比，在面对多种疾病侵袭时，更容易受攻击，甚至是死亡。然而，就算孩子出生时并没有从艾滋病病毒感染的母亲那里受感染，他依旧会比那些未受感染的母亲生的孩子更容易染病和死亡。这可能是因为孩子没有从他们的母乳中获得足够的免疫保护，或者是因为生病的母亲不能很好地照顾孩子。

孩子用来抵抗艾滋病的抗逆转录病毒药物和成人使用的一样。但是，我们没有足够的信息获悉，对于孩子而言，哪种药药效最好，怎么才能最好地避免药物的毒性，怎样才能减少药物耐药性的发展和持续。美国或欧洲做的大部分详细的调查性试验是在比对此类药物的安全性和功效。而且，因为在发达国家，大部分感染艾滋病的患者是注射吸毒者或是男同性恋者，所以我们很难知晓妇女和儿童在使用同种药物时，是否会有不一样的效果。在美国，每年大约有一百个婴儿被查出感染了艾滋病病毒；就算是让这些婴儿都参与调查试验，获取的少量数据也不足以提供可靠的信息。在非洲南部的一些地区，可能有十分之一的儿童染上了艾滋病，但进行临床治疗试验所需的设施、医疗技术和财政资源通常都很有限。因此，艾滋病患儿接受的医疗救治很不理想。尽管如此，治疗效果通常还是成功的，接受救治的孩子也能拥有成功的人生。

在小孩中要确诊是否真的感染上艾滋病病毒更加困难。如果一个孩子大于十八或二十个月，艾滋病病毒很容易检测，像成人一样做一个抗体测试就好。然而，小于十八个月的孩子体内还留有其母亲的抗体，包括艾滋病病毒抗体。尽管这些抗体似乎起不了多少保护作用，它们还是不应该被当作孩子体内有艾滋病病毒的标志。所有染上了艾滋病的母亲，她们生出来的孩子体内都会携带这样的抗体，不论这个孩子最终是否真的感染上了艾滋病。为了证明这个婴儿没有被感染，就必须提取婴儿的一些血样，进一步做聚合酶链反应测试。如果这个测试的结果是阳性，就直接检测出了病毒，也就避免了假阳性的可能，这种假阳性结果经常发生在幼儿的检测中。

纳莱迪对于没有照顾好西玛而产生的负罪感也表

现了博茨瓦纳大家庭中特有的家族纽带关系。阿姨和奶奶要去照顾自己的孙辈或是兄弟姐妹家的孩子——即便他们需要的是无微不至的照顾，就像是照顾一个艾滋病病人一样。据估计，目前，全世界大约有一千五百万的孩子因为艾滋病成为孤儿。绝大多数的孤儿在撒哈拉沙漠以南的非洲地区。在博茨瓦纳，很多孩子也因为艾滋病，失去了父亲或母亲，甚至是父母双亲。

· 7 ·

上帝的旨意

艾滋病病毒与结核病

在通往我办公室的走廊里我遇到了腼腆的塔博，他客套地跟我打了个招呼，我猜想他还在生我的气，因为我对他说想要只凭拜读《圣经》和周末布道来挽回他每况愈下的身体状况是不可能的。为了让他接受自己生病了这一事实，我坚持数周毫不客气地劝说，结果他也毫不客气地炒了我，做了另一位法官的司机。那位法官住在距法院仅五分钟车程的地方。此后，办公室里谣言四起，说我认为塔博患有结核病，因此自己要求更换司机。而他的咳嗽，据说正是我造成的。他接送我上下班路途遥远，得从我家附近的沥青马路开过尘土飞扬的小路，我甚至还蛮不讲理地总把空调温度调低到不可思议的程度。因此，我成了大家普遍认为的麻木不仁、无视公平的老板。但是没有人提及非上班时间开车载客的经济收益，塔博最初就是因此为我开车，当时还有大批司机央求接替他的工作。我试图约塔博坐下来谈谈这件事，却被他借口推辞，我想他再也不想跟我说话了。

"法官，告诉你，我的确去过医院了。你说得对，我患了结核，不过我现在已经接受治疗了。我只是得了结核病而已，并且已经在治疗。但因为我每天早上都要去医院，而法官您住在洛巴策市外，路途遥远，因此没办法接您了。我会好起来的。我已经把自己的健康交由上帝，所以他一定会保佑我没事的。"

"太好了。来我办公室吧，我们详谈一会。"

"我得走了，法官。我现在得送我的法官去哈博罗内，他正在等我。"

事情总算有了一点进展，尽管显然不够，但至少有了改善。他仍然没有接受艾滋病检测，但至少他又肯与我讲话了。

塔博平日里是个说话慢声细语的人。只有坐在车里，摸到方向盘时，他才变成细心、稳健、自信的人。在我任职法官八年的时间里，可以说他是曾被分配给我的司机中最好的。每天在办公室与家之间平安穿越约八十公里的危险地段，我已经完全信任他的能力。他深信宗教，且似乎常为我的灵魂担忧，因为他常常将宗教资料放在我的座位上、公文包里，有时甚至放在我的桌子上，让我阅读。我知道他是一个牧师，但我从来没有听过他布道。倒是听人说起过他，塔博身着教会的蓝白相间长袍，他布道时的声音举止都与我们熟悉的羞怯、低薪的司机形象相差甚远。

尽管我从未读过他留给我的宗教相关资料，我仍会出于礼貌注意收起这些资料，否则他会认为我无视他的好意。他不是一个爱说话的人，而我也喜欢在往返于法院和家的途中读书，因此我们的关系和谐但并不太熟。几年前他结婚时，虽然没有出席婚礼，我仍送了他一份礼物；他第一个孩子出生时告诉了我，我也向他贺了喜。

我们的关系开始退化是在我第一次感觉他口腔异味非常严重时，并且他被剧烈的咳嗽折磨着，明显可以看出他的身体状况不容乐观。

"法官，人的精神与灵魂有区别吗？"问话突然被一阵猛烈的咳嗽打断，我想这是不是最佳时机。塔博持续咳嗽了好几个月，并且频率不断增加。尽管他从来都不壮实，体重似乎也在下降。

"关于这个问题，我其实没有考虑太多。但有一件事，我不想让你尴尬，可你真的必须去找医生治一治咳嗽了。"

"是这条路上的灰尘，法官。"他用简短的话答道。此后，塔博把圣经经文和其他宗教材料留在我座位的举动似乎也愈加明显，再不像以前的不经意之举了。看来，艾滋病的大肆蔓延以及居高不下的死亡率导致各地传教人员激增，连高等法院也不例外。上次我们谈论他咳嗽的事情时，我带着公文包才上了一小段楼梯，一本《圣经》就从他的口袋滑落出来，掉在我的脚边。他反复传达的信息显而易见：一切都在上帝的掌握中，而蛮横无知的我仍在不可理喻地干涉别人的事情。

我已经见过太多的艾滋病病毒感染者，塔博与他们的症状相似，这让我怀疑他可能是感染了艾滋病病毒。我担心由于不接受艾滋病病毒检测，不治疗，每一天都会让他可能的艾滋病状况更加恶劣。并且，每一天他的妻子和年幼的孩子都处于被传染的危险中。我自己甚至也身处险境。我和塔博每周一到周五平均共处 130 分钟，就在一个小型的空调轿车里，而且他频繁的咳嗽使我更为自己担忧。结核病是具高传染性的疾病，每次他瘦弱的身体随着阵阵咳嗽抖动，我甚至可以看到无数细菌向我扑面而来。在我年幼时期，结核病尚不能够被根除，我曾亲眼目睹两个堂兄弟死于此病，我的侄女变得瘦如干柴，而仅仅经过数月治疗与特殊饮食就恢复了健康。

在咳嗽爆发之前数周，塔博一直有严重的口腔异味，为此我第一次写了一个便条给他，并且出于隐私考虑，让他待会儿在车里看。

"塔博,你不要误会,我无意冒犯。你听说过牙龈疾病吗?"然后我向他解释什么是牙龈疾病,告诉他由于他一直保持着良好的口腔卫生,口臭应该并非由于刷牙不力,很可能有着其他原因。我告诉他可能是患了口腔溃疡。可想而知,塔博对于我提出的事情非常尴尬,但我思忖良久,想到有太多逝去的生命仅仅是由于别人出于礼貌而掩盖事实,毅然决定提醒他。

"很抱歉,今天早上我没有刷牙。有味道也许与我吃的东西有关。"

我温和但坚定地回答说,"不,塔博,这与是否刷牙无关。有可能,我只是说可能,你口腔感染了。当然,并不一定是这样,也可能有其他多种原因。只有医生才可以告诉你真正的原因。"然后我说了一个自己家人的故事,我的家人开始患了口腔溃疡却忽视病情,任由其发展,后来他开始口臭,仍一直拖着不看医生。直到后来开始腹泻,他才再也无法否认自己得了非常严重的病。

"他使用抗逆转录病毒药物已经一年了,现在他的情况很好。但我们差点失去了他。我相信你一定听过类似的故事……"我能看出塔博不想再听我说话了。他的脸紧紧地绷着,要不是我们之间的雇佣关系,他恐怕要让我闭嘴,只管好自己的事就好了。

"塔博，请好好考虑一下我刚才说的。找一个你信任的人谈谈。"

"好的，法官。我现在可以走了吗？我需要给车加油。今天我们什么时候走？"我别无选择，只能下车，让他开车去加油站。

在无数次这样的争论后，塔博决定不再为我工作了。

随着他作为牧师的声誉越来越高，他成为早晨主持法院艾滋病祷告会的首选员工。几个月来，他把精力放在为他人祷告上，从未在意自己的健康问题。

最终他的咳嗽已经到了无法忍受的地步，再也不能否认自己的疾病，他终于不情愿地去了医院。当被告知自己患了结核，他决定将这一情况解释给所有问候他的人，希望以此做挡箭牌，不让别人继续问下去。

"我只是得了结核，绝不是艾滋病。"他恨不得昭告天下。

塔博是一个虔诚于宗教的人，他起初不愿接受自己病了这一事实。尽管他后来被诊断为结核病，也向别人承认了病情，却更加不愿意检测自己是否感染了艾滋病病毒。也有可能在被诊断为结核病时他的确检测了，但不想承认。因为在博茨瓦纳这样的艾滋病病毒猖獗地区，大多数医生认为患有结核病的人必须接受艾滋病病毒与免疫功能检测。塔博所患的口腔溃疡、口臭也可能是鹅口疮及其他口腔病变如口腔黏膜白斑病，这在艾滋病患者身上常有发生，其中有些人并没有结核病。因此我会立即怀疑他是否不只是患了结核病。此外，一些治疗结核病的药物会与某些治疗艾滋病病毒/艾滋病的药物产生影响，出于这些原因，医生护士一定对塔博是否感染艾滋病病毒这一情况非常注意。

非洲有很高比例的人感染了导致结核病的细菌——结核分枝杆菌。甚至在艾滋病病毒肆虐之前，就有很多人感染了结核菌。这在贫困、卫生条件恶劣的拥挤地区尤为明显。然而超过90%的人感染这种细菌却并未发病，结核病多发于人由于其他原因造成的抵抗力下降，例如营养不良或患了癌症。然而现在至少在非洲，这病主要是由患艾滋病引起的。目前，非州南部的活动性结核患者中至少有四分之三是由于感染艾滋病病毒引起的。他们剧烈咳嗽，而且胸部 X 光片上可见肺部阴影。而未感染艾滋病病毒的结核菌携带者更容易控制感染情况，因此一些细菌会以潜在形式郁积，但不会导致真正发病。然而感染了艾滋病病毒的结核菌携带者更有可能罹患严重的结核病。尽管通常情况下结核病体现在肺部，那些同时感染艾滋病病毒的患者更有可能遭受结核菌扩散至身体其他部位，例如骨骼、心脏表面或大脑皮层。

与艾滋病病毒不同，结核菌可通过咳嗽、吐痰、打喷嚏进行空气传播。这正是公共健康准则中禁止在公共场所吐痰的主要原因，也正因为如此，医生与护士在医治不同病人前必须洗手。如果结核病病人咳嗽或打喷嚏时细菌留在医生手上，在医生接触另一个人的手时便很容易传播结核细菌。所以法官对于塔博频繁的咳嗽的担忧的确是合理的。尤其在车里时，患者会给同在车里的其他人带来被传染的风险，法官自己当然不例外。并且无论塔博是否置他的妻子和孩子于感染艾滋病病毒的风险中，至少他们有感染结核菌的危险。

结核病无论是否与艾滋病有联系，都主要发生在极度贫困国家或地区的贫困人口中，以美国为例，在无家可归的人群中结核病发生率最高，这个小众群体中的人们一贫如洗甚至患有精神疾病，然而却得不到社会机构的救助。艾滋病尚未肆虐时，结核病是非洲和亚洲国家的一个严峻问题。而在艾滋病流行后，这一情况变得更糟。博茨瓦纳、纳米比亚和南非是非洲人均收入最高的国家。然而，即使在这些富裕国家也有一半的人生活在贫困中。在博茨瓦纳近三十年的经济发展之前，结核病已经是一个重大问题。现在，由于艾滋病病毒的流行，这一问题愈演愈烈。

近几年来在非洲南部，感染耐药菌株的人群比例逐年增加，结核病的流行也已成为一个严峻的问题。治疗结核病常用的两种药物对于耐多药结核菌均不起作用。对于这些能够抵抗常用治疗药物疗效的其他耐多药结核病细菌，我们可定义为抗药结核菌或重耐药结核菌。这也是艾滋病病毒的流行导致结核菌更为肆虐的一个原因。随着结核病率的增高，耐多药结核病例也在不断增长。

宣布患结核病的消息后，塔博说他每天早上都得去医院治疗，因此不能再为尤妮蒂·道法官开车了。然而无论他在接受艾滋病治疗或是结核病治疗，似乎不太可能每天都需要去医院。结核病常用的治疗方法是短程督导化疗，这有时也用于治疗艾滋病。在这个过程中，由于间隔用药会产生耐药性，病人必须被严格监督服药避免药物失效。然而，实施监督过程的人通常不是医院的医生或护士，而是病人自己选择一位家庭成员或朋友。尽管并非完全不可能，塔博指定的用药监督人的确不太可能会是在医院的工作人员。若果真如此，他就不得不去医院接受监督员对其用药情况的查实。

塔博似乎躲在他的宗教信仰下逃避现实，他不愿检测自己是否感染了艾滋病病毒，并且他对自己的结核病无论是心理上还是医治上都迷惑不解。在几年前的非洲，若有人感染了艾滋病病毒，他几乎可以说被判了死刑。但现在的博茨瓦纳不再如此，人们开始接受诊断，坚持药物治疗方案。让我们期待塔博看到现代医学带来的希望，而不仅仅看到他所信奉宗教的神性光辉。

·8·

行走的骷髅和迟疑的拥抱

艾滋病药物的副作用及耐药性

在兰科年仅十六岁时，外祖父的一个决定挽救了他的性命，但也剥夺了他接受高中教育的机会。兰科的叔叔急切地觊觎孩子的牛群，便用妖术害死了兰科的哥哥。那叔叔很久之前便抛弃家人去了南非矿地上做工，因此兰科兄弟从未见过他，结果他却恰好在兰科父亲死时回家了。叔叔坚称孩子们的牛群是他的，不料遭到孩子们的反对，他因此决定用妖术杀死他们。叔叔轻而易举地就害死了兰科的哥哥。天真的孩子同意叔叔给他治病，结果让叔叔有机可乘直接接触到孩子的身体。在划开几个刀口后，叔叔将致命的药物弄进了仍在流血的伤口上，不久男孩便死于非命。聪明的兰科发现了其中凶险，因此他拒绝让叔叔接近。叔叔开始用其他方式来害他，很快兰科便被下了神秘符咒，能够把他僵在某个地方，几个小时不能说话。后来叔叔对孩子残忍的所作所为一次又一次被传统医师发现，兰科的外祖父明白已经别无选择，只能带走虚弱的孩子亲自照料。外祖父带兰科离开了他父亲的村庄，来到自己的畜牧站，远离了他那蓄意杀人、贼心不死的叔叔。

"让孩子跟我吧，他还可以上学。"姑姑恳求说。

"如果孩子死了，上学有什么用?"外祖父理论道。

兰科的母亲当时是一个寡妇，她将唯一的孩子送走与外祖父母生活，会惹人非议，让人说她与夫家关系恶劣。可见这是一个多么艰难的决定。但年轻的寡妇对此坚定不移，无论怎样，有一个不常见到的儿子也总比死了的儿子强。

终于有一位出色的传统医生治好了兰科的病，但叔叔仍旧觊觎孩子的牛群，决不放弃杀死这个孩子的念头。唯一能确保救下兰科的办法便是送到母亲娘家抚养，直到他长大可以自谋生路。

兰科的外祖父住在畜牧站，距村庄较远，因此兰科不得不停学。五年后，孩子回到村庄，那时倒是安全了，可孩子早已错过读高中的机会了。并且那时他的叔叔早已夺走了属于孩子的遗产，兰科将不得不身无分文地步入社会自谋生路。

兰科被诊断出患有结核病时已经做过两年粗活。

那是 1979 年，他住院六十天，每天早上都有护士照例给他臀部注射药物。这样过了一段时间，他躺在床上时甚至难以伸展双腿，臀部也奇痛无比。由于用药过量，他的视力开始退化。视觉受损之后，便难以复原了。

"我逃过了叔叔的谋害，又逃过了被药物害成瞎子！我以为我的厄运已经够了，没想到 1989 年我又得了最古怪的病！不知怎么回事，我浑身像被火灼烧一样，发热，汗如雨下。这样持续了好几天，我像是得了疟疾。在医院，他们说我并没有得疟疾。身体告诉我，我一定是生病了，我却不知道这究竟是怎么回事。我感觉整个身体好像……里面有东西沸腾着一样。这种情况时好时坏，我确定身体一定出了问题。过了一段时间，我好了，也就忘了这件事。但直到今天我还记得那种感觉……我觉得那时我的身体是在与病毒做抗争。"

1999 年兰科又病了。

"姐姐，我一直在咳嗽，"他告诉我。"不住地咳、咳！听到我咳嗽，你一定觉得我要死了。"

一位私人医生诊断兰科患了艾滋病。他开始使用抗逆转录病毒药物。

"那个月你简直认不出我来。我咳嗽止住了，体重也回升了。跟你说，那药丸就像有魔法一样。那时候，你真的掩藏自己已经被感染的事实……你不告诉任何人……那是孤独的岁月……"

那些年我就像个行走的骷髅，人们连拥抱一下都会迟疑。来看望的人们甚至坐在病人的上风方向，仅仅是为了让风吹走致命的病毒。病人用过的水杯都要反复擦洗，洗澡时被建议戴上手套，那是窃窃私语和恐惧的岁月。兰科终于摆脱病症重新站起来。因为周遭妖术横行，人们不加怀疑地认为他的病和奇迹般恢复都是妖术的作用。

然而不到一年，兰科有限的医疗保险用完了，医保已经不够支付他的医药费了。他自己也付不起药费，因此就停药了。

"我买不起药。实话告诉你，我告诉自己我的病已经治好了。你看我当时的样子，也绝不会相信我其实还在患病中，我看起来健壮有力。所以我没有再努力想办法付药费。更何况，服药已经让我备感压力……我常常把药藏起来，害怕有人看到药。"

然而一年后，兰科再次步入死亡边缘。

"我从收音机里听说绝不能停止用药，否则会再次发病。当时我就知道自己的病复发了。"

因为负担不起私立医院的治疗费用，兰科去了政府诊所。他装作不知道自己的身体状况，又重新检查了。他的妻子也接受了检查，结果发现呈阳性。

"天呐，姐姐我告诉你那些年有多难过！无穷无尽的恐惧。人们会像看到一只病狗一样躲着我！我熬过了这么多困难，现在却又得了尴尬的病。甚至连医生和护士，你都不敢告诉他们真实病况。他们给我用药的时候，我意识到那正是我之前所用的。因此我确信自己会没事的。"

兰科决心严格遵照医嘱服药，绝不错过一次剂量。他和妻子同时服药，即使有时他不在家，也会打电话提醒妻子按时服药。他甚至在手机上设置了服药闹钟提醒。他不仅坚持每天服药，并且严格遵循医生建议的服药时间。

"然而这些药物并未奏效，医生们不得不改变用药方案。我完全按照医生的嘱咐吃药，却没有作用。前两年我服用的是一模一样的药物，当时药效那么好！"

兰科非常聪明，他已经在从事过的各种工作中学到了许多实用技能。因此，尽管仅仅接受过小学教育，他为自己和家人创造了良好的生活条件，一家人包括妻子与三个孩子，其中两个孩子是他妻子婚前所生。许多家庭只能租赁住处，而他拥有自己的房子，为此他很骄傲。但是他为孩子们担忧，他们成长于艾滋病病毒/艾滋病流行的那段日子。

兰科相信他妻子是在他 1999 年重病时感染的。

那是他们结婚后一年，那年他们第三个孩子出生。这个孩子经检查呈阴性，让夫妻两人宽慰不已。

兰科回忆起他偷偷服药的保密措施，如果正与公司同事或朋友一起，手机闹钟响时，他就会拿起手机看一看，假装是收到了短信。他甚至自言自语几句，装作正在回复的样子。然后借口去卫生间，离开几分钟。钻进卫生间的私密隔间里，他总是小心翼翼地拿出药片，放入嘴里，然后到公共区域，用手接几捧水偷偷把口中的药吞进去。多年来，他与妻子吃药的事情连孩子们都不知道。最近他们把这事告知了最年长的孩子，但两个小一点的孩子——一个十六岁，一个十一岁，仍不知情。

"哦！现在吃药简直像坐车系安全带一样自然。不需要任何人提醒。我也不需要提醒妻子。我们每天都按照医嘱服药。一次都不会忘记。最近他们又换药了，这次他们告诉我，其中一种药是由两种药联合制成的。"

药效在妻子身上表现不错，因此她仍在使用2003年第一次接受治疗时开具的药方。但是在医院解决医药供不应求之前，这一药方对一些病人并无效果，至少兰科在医院排队时便遇到过两位。

其中一位叫莎拉，第一次接受抗逆转录病毒药物时她的 CD4 细胞计数只有五个。第一次来诊所时，她面容憔悴，佝偻着坐在凳子上，全然不与身边人聊天，脑海里想的都是家里的三个孩子。她三十九岁，未婚，也见过许多人死于艾滋病。

随着时间的推移，候诊室已变成人们会见朋友、分享希望的地方。你以前看到的真是被抬进来的人现在开始神采奕奕、信心十足地谈论着未来。第一次开药回家时，莎拉心里满是希望，然而后来医生告诉她这些药物难以抑制她体内肆虐的病毒载量，她的希望被撕得粉碎。于是医生开了第二副药物给她，但这让她的胰腺出了问题。下一副药物仍然无效，好像上帝觉得她受的苦还不够，她又被诊断患了宫颈癌，现在她已经在服用第四副药物了。她表面佯装勇敢，然而时不时也会陷于绝望崩溃中。

另一位药物无效的女性叫特罗特洛，同样也在服用第四副药物。她第一次服用抗逆转录病毒药物时年仅二十四岁，现在二十八岁。

"感染我的那个男人2006年死了。当时我在公共汽车上，无意中听到有人说他生病住院了。你知道男人的德行，女人生病了他们就绝情地离开……但我还是打了电话给他，他听起来病得很重。第二天他就死了……我真是太天真了，原以为他爱我，而我生病时，他竟不愿承认认识我……哈博罗内的男人就是这样，现在我已经看开了。"

特罗特洛最近又被诊断出患有结核病，她觉得这是工作环境导致的。已经患了结核的同事仍然在封闭的工厂中工作，上一个班次便连续五天使用同一面罩和围裙。为了治疗结核病，她请了无薪假期，尽管她平日月薪也仅有九十美元。特罗特洛与父母和两个姐妹一起生活，两个姐妹又各自带着一个年幼的孩子。她从未赚到足够的钱自力更生，因为只接受过三年高中教育，她工作的前景是有限的。还得担心两个姐妹，尤其是最小的妹妹。

"我已经不再担心自己了。尽管我对得了结核病仍有愤怒，对自己的情况还是看开了。我现在还可以……只是担心我的妹妹……真的很担心。即使不听我们劝，她也得看看我现在的样子，去想想她将来的路要怎么走。"

特罗特洛提到她妹妹在与一个男人恋爱，那个男人在教育部负责奖学金申请程序。趁工作之便，他常约见希望得到奖学金的年轻女孩，并且每年都有新女友。

"我妹妹觉得这个男人有权力，其实他只是众多普通职员中的一个！他只是在利用她，但她听不进去。我妈妈已放弃劝她了。现在我家有三个人都在服药——我和父母。现在我又得了结核病，并且失业了。我两个姐妹还有年幼的孩子！我永远不会有孩子了，我也不想有男人了。我跟你说，医生第一次告诉我药物没用的时候，我只是在想："随上帝安排吧。"现在我在吃第四副药了，他们说最后一副是全国统一用药，什么舒发泰、利托那韦、放射免疫疗法之类的，具体可以问护士……我不知道为什么他们换了药……我是不是说太多了？我真的好担心我的姐妹和自己的结核病。有人说我可以找一个也感染艾滋病病毒的男朋友，这，好像可以……我见过有的人在医院排长队时认识了一个男人，然后结婚……但即使感染了艾滋病病毒，男人一样可以离开你……男人只要看上另一个女人就走了……你知道，我真的特别担心我妹妹……她却说我嫉妒她……我知道当她恢复理智时，她就感染了。她连孩子都不管……时时刻刻只想着男朋友……无论她在做什么，只要一接到他的电话，她就丢下一切去找他……即使今天也是……我们本来在一起，她的电话响了，就……你看我……我的最佳体重是五十四公斤，但我现在只有三十五公斤……这都是结核病害的。第一次吃治结核病的药时我吐了……我希望吃的抗艾滋病病毒药物会一直有效果……我哪还有什么未来？没有丈夫，没有孩子，吃的药总是不管用。如果我妹妹也生病了，我父母的药也不管用了……但我不该这么想……我得淡定……真的……我就是担心我妹妹……我是不是说太多了？是不是担心太多了？我父母都在吃药……我妹妹却赶着去得艾滋病……一个家里三个病人……真是够了。"

兰科、莎拉与特罗特洛都是艾滋病患者，都在接受抗逆转录病毒药物治疗。他们都经历了几种不同的药物治疗方案，而大多数病人在抗逆转录病毒治疗过程中并非如此。在博茨瓦纳国家艾滋病患者治疗项目中，病人最初一般会接受高效抗逆转录病毒疗法，即以上提到的三药联合方案。

国家抗逆转录病毒治疗项目（马萨项目）在2001年年底和2002年年初开始施行。兰科的治疗在这之前就开始了，当时医治者是一位私人执业医生。最初药物效果很好，让兰科得以恢复"健康强壮。"后来医疗保险用完了，他无力支付费用，因此便停止了治疗。这在国家治疗计划推出前是一个常见的难题。迄今，非洲其他一些国家仍面临着共同的难题——艾滋病人在后期仍存在没钱治病的情况。

在一些国家，艾滋病患者最初接受政府项目治疗，然后被移交私人医师，但这使得治疗失败的可能性大大增加。失败的原因不仅仅是病人财力有限，也可能是当地医生和药房出现药物短缺。有时病人只能得到三药联合方案中的一种或两种，然而事实上这比同时停用三种药物导致的危害更大。如果病人只服用一两种药物，会快速加强其耐药性。耐药性增强后，具抵抗性的艾滋病 I 型病毒在免疫细胞的脱氧核糖核酸中就会聚积，然后长期停留在人体内。当使用同种或与之前某种服用的药物具相同耐药物质的药物时，病毒的数目便开始急剧增多。

初期接受高效抗逆转录病毒疗法的患者中大约有四分之一到五分之一因其副作用暂停治疗。这些毒性极少危及生命，但足以使病人恶心难耐，停止治疗。也有病患认为导致腹泻呕吐的是高效抗逆转录病毒疗法中的一种药物，因此停止服用其中一两种药物。然而同那些因为药物或资金短缺停用部分药物的患者一样，这会引起更严重的耐药性问题。

某些或某组药物的副作用往往是不同的，而最便宜的药物副作用更为常见。恰恰这些药在非洲供应量较多，并且便宜的药物（有时毒性最强）更可能被用于几乎没有经济来源的人群。这些药比较便宜是因为它们并非专利药物，市面上已有仿制药，并且由发展中国家的企业生产。同时，最先开发出售艾滋病药物的大型西方制药公司也更倾向于"放弃"这些药，因为美国和欧洲的新型优质药物已经大范围取代了这些药。除了便宜这一特性，仿制药物更可能与其他药物联合制成药效良好的单片制剂。而西方制药企业处于竞争中，并不愿意让自己的产品与其他企业产品联合使用。

抗逆转录病毒药物常见的副作用包括胃肠道常见问题，如恶心、呕吐、腹泻、贫血和皮疹，也可能出现周边神经病变，导致肌无力、手脚麻木不受控制，但更危险的是甚至导致肝脏或胰腺问题、线粒体毒性或乳酸酸中毒。若没有实验室检测，这些副作用很难诊断，并且会使细胞失去造氧能力导致细胞内的重大损伤。莎拉显然对她的二线治疗产生了强烈的反应，此反应造成了胰腺炎。胰腺炎常伴有严重的腹痛以及恶心和呕吐。

随着越来越多新药研发上市，缓释药物技术及将多种药物制成单片药剂或胶囊的技术也日益先进。因此，可比韦、舒发泰、三协唯和立普妥这些药中每片均含两种或三种药物。从前每类药物都被做成单片药片，并且每天都要服用两到三次；而现在，将多种药物混入缓释制剂，病人每天只需服用一片药即可。然而与新型药物一样，非洲很晚才出现单片制剂联合用药技术与缓释制剂。

服药困难显然会增加病人错过服药的几率，错过服用的剂量越多，耐药性发生的几率越高。有时病人试图掩藏自己患了艾滋病这个令人难以启齿的病症，也容易忘记服药。像兰科所说的那样，借口去卫生间，到厕所隔间这样的私密空间里服药。他和妻子也没有向十几岁的孩子透露他们用药的事。

在药物治疗引进非洲之前，一些西方官员认为高效抗逆转录病毒疗法并不适用非洲，因为"许多非洲人从未见过时钟或手表"并且"不知道西方的时间"。这只是无稽之谈，病人完全可以学会分别在日出日落时服药，或者在吃饭、听收音机等做一些例行的日常活动时按时服药。事实上，非洲病人按时服药的习惯通常比美国病人更好。在博茨瓦纳，一项最近研究表明，患者90%的情况下都会按时服药。这当然是高效抗逆转录病毒疗法疗效良好的原因之一。尽管许多患者开始服用药物较晚，他们的免疫系统受损情况较发达国家接受高效抗逆转录病毒疗法的病患们更为严重，但只要接受了国家医疗计划，病人五年内存活率可达80%；博茨瓦纳-哈佛伙伴关系研究所的研究表明94%的患者在接受两年或一年半治疗后仍然活着。这些数据比许多在美国和欧洲顶级医院的存活率更高。然而，发达国家艾滋病人酗酒或滥用静脉注射毒品的几率更大，这也会影响他们服用艾滋病药物的能力。博茨瓦纳测试了"莫帕梯"（mopati）对于治疗艾滋病可能的贡献。"莫帕梯"是病人的朋友或家庭成员，负责确保病人按时服用药物。保罗·范姆博士早期在海地的研究已经表明这种被称作"伙伴"的"结伴制"行之有效。兰科和妻子便设计出了他们独特的方法——使用手机提醒对方服药。

高效抗逆转录病毒疗法的耐药性允许艾滋病病毒在患者身体中高效扩散，并且通常呈特定机制。国家马萨项目一线治疗中使用了三种药物，其中包括齐多夫定和拉米夫定；它们合二为一后便成为可比韦。2008 年，医疗项目将可比韦换成了舒发泰。舒发泰是单片制剂，包含恩曲他滨和替诺福韦两种药物，副作用较小。在这两个方案中，第三种药物通常都是依非韦伦。然而，依非韦伦对胎儿具有潜在的危险，因此不用于孕期女性。对于育龄女性，通常会用奈韦拉平代替依非韦伦。奈韦拉平与齐多夫定同时服用也可用于预防艾滋病病毒通过母婴传播。

这些药物大多攻击病毒的同一成分——逆转录酶，阻止病毒繁殖。它们包括核苷类或核苷类似药物，能够复制脱氧核糖核酸分子并在逆转录酶使脱氧核糖核酸复制时将分子插入，阻止病毒脱氧核糖核酸复制。核苷类似物逆转录酶抑制剂包括齐多夫定、司他夫定、地达诺新、拉米夫定、替诺福韦、恩曲他滨。齐多夫定与司他夫定有相同完全耐药性，拉米夫定与恩曲他滨有相同完全耐药性。因此，只要病人对其中一种药物耐药，另一种药物便也是无效的。一些其他逆转录酶抑制剂，如奈韦拉平和依非韦伦都不是核苷类似物，被指定为非核苷逆转录酶抑制剂。他们有相同的完全交叉耐药机制，因此不能相互替代。非洲医治艾滋病患者的典型三药联合方案包含两种耐药机制不同的核苷类逆转录酶抑制剂，如齐多夫定和拉米夫定（通常在单片制剂可比韦中），和一个非核苷逆转录酶抑制剂，如奈韦拉平。最近，替诺福韦、恩曲他滨（单片制剂名为舒发泰）和依非韦伦这一三药联合方案也开始被广为使用。

攻击如蛋白酶等病毒其他部分的新型药物迄今在非洲很少使用（艾滋病病毒需要蛋白酶产生成熟的病毒颗粒）。攻击蛋白酶的药物通常比常规抗逆转录病毒药物贵两到三倍。其他新药理论上也是可行的。例如，一些药物能够阻止艾滋病病毒将自身插入人的染色体，一些药物能够阻止艾滋病病毒侵入人体免疫细胞。但这些药物可能比齐多夫定和拉米夫定贵五到十倍。这些药物基本不可能在非洲广为使用，除非能够特价供应。

特罗特洛提到她现在正在服用舒发泰相关联合药物。她可能也在用蛋白酶抑制剂如洛匹那韦/利托那韦（也叫 Kaletra 或 Alluvia），因为她对依非韦伦已经产生耐药性。并且利托那韦类联合药物在热环境下更加稳定。即使患者家中没有冷藏条件，在高温环境下药效也不会受到影响。特罗特洛可能用的就是这种药物，因为她既有可能备孕，又对奈韦拉平有耐药性。尽管事实上，不少接受高效抗逆转录病毒治疗而免于死亡的女性艾滋病患者后来怀孕了。继续服用这些药物，既可以治疗艾滋病，又可以预防新生儿感染。尽管如此，对于所有感染艾滋病病毒的女性来说，提供避孕相关咨询服务仍是至关重要的。

艾滋病治疗方案的效果显然是由病人恢复健康的程度判定的。例如，是否感觉身体良好，是否能够正常进行工作或承担父母职责，是否感觉长期持续处于健康状态。从医疗诊断角度来讲，药效与 CD4 淋巴细胞值的升高密切相关，因此每位病患都应该定期接受 CD4 淋巴细胞值检测。也可以进行病毒载量或数量评估，这不仅是检测产生耐药性的首要指标，也可用来检测联合制剂的药效。然而病毒载量测试非常昂贵，在非洲不太可能广泛应用。

莎拉开始使用抗逆转录病毒药物时的 CD4 细胞计数为五，这是极低的数值。意味着在她体内大约 99% 的免疫淋巴细胞已经被艾滋病病毒破坏了。在免疫细胞遭到如此严重的破坏下得到康复更加困难，尽管病人通常也能够存活并恢复健康。例如，博茨瓦纳进行的抗逆转录病毒治疗项目，开始时可能需要筛选，病情最严重的病患优先接受治疗。当时艾滋病治愈成功率可能偏低，但随着项目推进，病情尚不严重的病患也开始接受治疗，社会总体存活率有所提升。

然而在旧金山、巴黎等城市，许多已经接受高效抗逆转录病毒疗法十到十五年的艾滋病患者中，产生耐药性的比率似乎比非洲更高。这对于新感染人群尤为明显。如果新感染者受艾滋病病毒的耐药菌株感染，常规药物不仅没有治疗效果，而且也不能达到预防母婴传播的效果。疟疾和结核病因为其耐药性，成为现在攻克这些疾病最大的障碍。我们希望这不会发生在非洲艾滋病病毒感染者身上。为防范这种可能性，严格监测监督艾滋病治疗史较长地区，如哈博罗内的新感染艾滋病例至关重要。

兰科在 1979 年，艾滋病肆虐之前便患了结核病，他显然属于治疗成功的病例。1989 年他曾患过类似疟疾的疾病，现在他认为当时可能处于艾滋病病毒急性发作阶段，的确合乎逻辑。当时疟疾在博茨瓦纳南部是十分罕见的，因此他患的不是疟疾。1999 年他被临床诊断患了艾滋病，并伴结核病再次发作。病发原因是他的免疫系统遭到长达十年的缓慢破坏。莎拉患了宫颈癌，这也是一种会由于艾滋病病毒破坏免疫系统导致女性更易快速发展的一种癌症。

兰科显然是一位幸存者。孩童时期，他侥幸逃过了奸恶叔叔为了得到遗产——牛群而策划的谋杀；现在，他逃过了同样凶险的艾滋病病毒浩劫。第一次他被慈悲心肠的外祖父所救；第二次他又一次被拯救，这次是能够有效控制艾滋病病毒，逆转艾滋病发展的药物救了他。

·9·

试纸变红

输血感染艾滋病病毒的风险

一切都源于一个足够简单的步骤，置入当时流行的被称作 T 型铜环的子宫内节育器。二十九岁的新妈妈还在考虑做输卵管结扎时，临时先用了此避孕法。有三个八岁以下的孩子，新的法律业务要经营，得尽快找一个避孕的长久之计了。她经常开玩笑说自己是世界上最容易怀孕的女人：丈夫斜着看了她一眼，她的肚子就会鼓起来。

她还是有点害怕手术的。二十一岁时剖腹产生下第一个孩子；第二次怀孕期间由于缺碘，切除了过于活跃的甲状腺肿瘤。这是她相对年轻的生命里经历的两次大手术。

她此前从未接触过 T 型铜环，尽管放置的过程有点不舒服，几分钟后她就走下检查台，及时赶上了一场业务会议。两周后，她去看全科医生，因为她的脚趾被园艺工具扎了，她开玩笑说，既然是按小时付费，不如也请医生检查一下她新置入体内的节育器。医生遵从了，过了一会儿，医生蹙眉宣布："没有节育器迹象。"

经过几天的检查，发现给她放置节育器的妇科医生在放置节育器时穿破子宫壁，节育器牢牢地定在了肠部。

"一团糟!"全科医生小声低语。

"什么意思?"艾米莉亚警觉地问道。刚出生的孩子和新的业务已经搅在一起很劳神了，她根本没时间待在医院里呀。节育器跑到哪里去了？在刚看全科医生时，她想包扎好脚趾就离开，当天下午按时完成花园里的活。可是，之后，她不得不照 X 光，检查，复查。

那是 1988 年，经人推荐的医院有位新医生，他用灵巧的腹腔镜技术做手术：他不但会找到错位的节育器，还会将输卵管结扎。这一切都不用在艾米莉亚身上开刀便能完成!

"我刚刚才做完一个颈部手术。不想再做手术了。你不能把 T 型铜环拿出来吗?"

"对不起。节育器穿透子宫壁，手术是唯一的方法。不过不要担心，这个手术和传统的手术不一样的。"

"我有业务要经营。因为这件事情，我离开太久了。我的业务要垮了。"

"我向你保证，两天之后，肯定能出院。"

常常有医生、护士吃惊于艾米莉亚的高痛阈值。最小的孩子要临产时，主治医生和护士都建议剖腹产，她还说再给点时间，她想自然生产。现在想来，可能这就是为什么妇科医生将节育器穿破子宫壁时，她没怎么喊痛的原因。之后，她也没感觉到有多么不舒服。虽然她有高痛阈值，可是她怕血、切口和伤疤，她不想再做第三次手术了。

在得到保证说腹腔镜手术只有很小的一个切口，不仅能找到节育器，还能扎紧输卵管的情况下，艾米莉亚再次把自己交到医生手中。艾米莉亚以这个年龄做输卵管结扎手术的决定让护士们感到很吃惊；通常，国外医生会建议做这个手术，但不管之前生过几个孩子的妇女们都会拒绝。

手术后第三天，那位掌握神奇新技术的医生恼火地看到艾米莉亚还在医院。

"她还在这里干什么？她没有理由还待在这儿。"

"她说她疼。"

"可不应该疼啊。"

"我好疼。切口处长了一个小脓包。是这个问题吧?"艾米莉亚让护士转告医生注意一下她切口的情况，但护士并没有这么做。医生的快节奏和在各个病床前蝴蝶般的短暂停留不允许对每个病人详细讨论。而护士的英语尽管很好，但仍然是第二语言，只在上午七点半到下午五点使用。护士不愿意过多使用英语进行谈话。

"我跟护士说过了，小姐。"医生很坚定地反驳。他不习惯直接和病人交流。他觉得有点没有受到尊重。

"可我感觉不舒服。"

"我们没有病房让你整年住在这儿！"

"为什么要待在这个地方？"

"你很好。手术很成功。"

"一切顺利？我知道节育器坏了，只有部分取出了。"

"是的，但这不算什么问题。随着时间推移，身体组织会把剩下的部分包住，它将成为你身体的一部分。"医生把凶恶的眼神射向护士，很明显，他不想让艾米莉亚知道节育器坏了的事。

艾米莉亚太虚弱了，不想争论，也不想再追问下去。或许她只是害怕知道更多真相。节育器要成为身体的一部分在她看来并不是一个成功的手术。她一心想着刚出生的孩子和要经营的新业务：员工的工资等着她发，待在医院的每一天都会加重她的财务负担。

护士们似乎也有一些顾虑，可医生已经发话了，并且很明确。当天艾米莉亚从医院出来，带了很多药回家。

"这是什么？"艾米莉亚用怀疑的眼光看着一瓶药问。

"助睡眠的。"医生不耐烦地解释。

"我不能吃安定。它让我做噩梦。"

"这是地西泮，不是安定。"年轻的律师正在挑战医生的耐性。她问得太多了。艾米莉亚曾无意间听到医生抱怨：病人以为医生无所不知呢。艾米莉亚从未想过她被贴上这个标签；如果有事，她也非常小心，不以傲慢或讨厌的方式与人过招。尽管医生欺骗她，说她的状况很好，艾米莉亚还是觉得手术出了大问题。

那天晚上，艾米莉亚做了个非常奇怪的噩梦：她在太空中急速地飞驰，躲避月亮、太阳和众神，不能安全着陆，因为她驾驶的飞船是用花边做的。她真害怕它会被撞碎。回到地球，安全着陆，她尖叫起来。她总是会做场面很大的梦，这是地西泮引发的梦，此时T型节育器还在她腹部不可触及的地方。她当然知道，安定和地西泮是同一种东西。她说不能吃这药时，医生并没有相信她。

更糟糕的是，一周之内，艾米莉亚就又回到了医院。当初那个小脓包已经有桃子那么大了，像个小气球一样鼓在腹腔镜手术切口上。几个小时内，她再次住进医院，低低呻吟着。吃了药有所好转后，她把自己的故事告诉满病房的人以及想听她故事的人，连一些比较私密的细节都不漏过。人们听后都叹息同情，认为她活不下去了。几天后，她被转移到了小一点的病房，保洁员看到她的病床空了，以为她死了，觉得自己有义务将这位年轻女士的可怕死讯告诉大家，她身后留下三个孩子和悲伤的丈夫啊。

在新病房中，脓从身体侧面渗出来，她身上发出死驴般的臭味。同室病友不得不搬到其他病房，她们无法忍受那臭味。艾米莉亚痛得打滚。访客们出于礼貌，尽力对臭味不皱鼻子。他们眼里充满着同情。丈夫告知她孩子们在家的状况，他觉得在孩子们可以接受时，再带他们隔着窗户看看她，和她说几句话。她不得不给宝宝断奶。

被导尿管和各种各样的装置束缚了一个多星期后，艾米莉亚决定趁护士不注意的时候，站起来，在房间走走。她想试试自己的体力。她小心翼翼地走到房间的一头，但她走回病床时，脓包把绷带撑破了，黄的、红的和略带紫色的黏稠物从伤口处喷出来，溅得地板到处都是。她低头看看自己的脚，已被自己体内的腐烂物弄脏了，思忖着该怎么处理这些腐烂物。

她应该把这收拾干净吗？好像留下一地的污秽，直接爬回床上有点失礼。而且这儿有个护士总是抱怨钱少活多，她肯定会不高兴。艾米莉亚一手捂着伤口，一边拖着脚慢慢挪到卫生间找清洁工具，这时一个有同情心的护士走进来，扶她回到床上，帮她脱掉花边绸缎睡衣。艾米莉亚看到睡衣都被血水和浓水浸湿了，像是一个愤怒的画家想要用相似的颜色遮盖掉那衣服上美丽的蓝的、紫的和粉红的花朵，还有那臭味！

"她下床干嘛？"被叫到急诊室时，做腹腔镜手术的医生问道。

"她已经在床上躺了一个多星期，我想那会有好处……"

"她需要血。下单要输血用血。"

"不！"艾米莉亚声音清晰地说。

"为什么不？"

"不要输血。我宁愿花几个月恢复，也不愿意输血。"

医生离开病房时和护士相互看了一眼。后来，艾米莉亚知道了，给她做腹腔镜手术的医生不仅弄断了T型铜环的T型部分，使剩下的部分留在体内，而且他还在她体内落了一个药签，由此引发感染，几乎要了她的性命。有一点可以肯定，他之前的傲慢已有所收敛。四周后，艾米莉亚要求请一天假回家，医生说他不能签正式出院的字，但如果她想要出去，他不会阻止。她太瘦了，唯一合适的衣服是一条长裙，提高变成露肩裙，在姐姐和丈夫的搀扶下，艾米莉亚偷溜出医院和家人度过了一天。

那只被遗忘的药签成了她和医生两人之间的秘密，也是艾米莉亚坚持不输血的筹码。或许，在1988年中期，输不输血还是一个不太容易回答的问题。输血能救人，亦能杀人。

艾米莉亚回想1988年，也就是那一年，一张张试纸开始变红。她自己从未做过献血者，因为她害怕流血，但她丈夫献血时，她总陪着他，常常待在远处的停车场，偶尔会在办公室前面。不过这些经历让她对艾滋病病毒/艾滋病发生了兴趣，到她做手术的时候，她清楚三个月"窗口期"的含义，在那期间艾滋病病毒可能检测不到，红十字会血库的恐慌可能一直持续下去。她曾参加过一位红十字会艾滋病病毒/艾滋病咨询师的教育筹备活动。

"试纸正在彻底变红！"红十字会咨询师警觉地宣布。

红十字会在采血过程中加入艾滋病病毒/艾滋病的前测和后测项已经几个月了，用于显示艾滋病病毒阳性状态的红色"+"号稳定而明确地占据了记录中更显著的位置。该辅助项的主要功能是给医院提供安全的血源，不断增长的艾滋病病毒呈阳性发生率意味着红十字会以前所未有的速度抛弃采来的血。

一个成功的血库要对潜在的献血者要求有详细的描述，确保目标人群整体健康，尽可能高效地完成血液采集。一个常被选择的群体就是士兵，那些强壮而健康的年轻人在一个地点就能找到。但在 1987 年年底，以前偶尔出现的红色"+"号开始频繁出现，令血库无法忽视。必须要采取措施。简单抛弃受感染的血是不够的，献血者也得予以考虑。还有，抛弃受感染的血而不告知献血者就意味着献血者还会再次献血，却不知这是对时间和资源的浪费，因为他们的血注定要被销毁。强制性要求不得不扩大到艾滋病病毒筛查，以及前测和后测评估。甚至也有争议认为采血工作因艾滋病病毒筛查而受到损害。

血库要寻找新的血源，他们将目光放到了高中学生身上。他们更年轻，性行为追踪记录较短，这可以预测。然而，时代在变化，这个群体的试纸也开始稳定地变为红色。

"我们不得不到小学去了！"

"但孩子们年纪还太小！我们不能从他们身体里抽取到我们所需的血量！"

"哎，我们只能少抽取一点！"

"伦理问题呢？我们要获得父母同意吗？"

"不能挽救生命而产生的伦理问题呢?"

"我们不能这么做!"

"我们不得不这么做!"

"我们必须扩大检测艾滋病病毒/艾滋病的范围!"

"还有令人担忧的窗口期。"

"我们需要对个体献血者的要求做更好的描述。"

"我们需要教育公众。"

其中一个咨询师回忆起一个非常忠诚的献血者,他甚至在得知自己艾滋病病毒呈阳性时,仍拒绝停止献血。而且,他迅速安排婚礼,与已是他三个孩子的母亲结了婚。还剩两年的寿命,他希望能给家庭留下些经济保障。当时的信息和现实都说艾滋病是致命的。咨询师怀着复杂的心情参加了他的婚礼,她理解这个献血者宣称的动机,但她忍不住会想他还有这样的动机,他需要一个能在病发时照料他的人。毕竟,男人一直都被告知"结婚吧!不然将来老了、生病了,谁来照顾你啊?"。咨询师望着喜气洋洋的新娘在宣誓,她完全不知道伴侣那肿大的淋巴的含义,那让他的脸十五年来一直圆鼓鼓的。

"她那些肿大的关节透露出死期吗?"咨询师忍不住地想。有太多的问题难以回答。

"我有责任告诉这位妻子她的丈夫艾滋病病毒呈

阳性吗?"

"我有权力不让他通过去医疗抽血队吗?"

"我有责任通知团队其他人吗?"

试纸变红的那些年, 问题很多, 伦理冲突, 需要好好权衡。

艾米莉亚体内仍带着 T 型铜环的那部分, 但是她没有感染艾滋病病毒, 很大程度上, 多亏了早年与红十字会血库咨询师的相遇。

困难的医疗程序有时会导致与输血相关的困难决定。红血球运输氧气; 白血球, 包括受到艾滋病病毒攻击的 T 淋巴细胞, 是提供抵御各类病菌入侵的主要屏障。一些白血球能抵御入侵细菌, 特别是有脓性感染时, 如艾米莉亚迅速病变的腹腔脓肿。节育器穿进她的肠脏时, 打破了保护生殖器以及肝、肾和其他器官免受肠内细菌侵害的屏障。通常, 内部器官都是干净、无菌的, 肠部有大量各类病菌等待时机入侵身体。节育器的支架现在就成了细菌入侵之路, 正常情况下, 这些细菌是没有机会入侵的。

此类主要脓性感染会迅速扩散到血液, 进而使细菌扩散至全身。发烧出现, 为代替攻击细菌的血细胞，血细胞加强供应，造成血细胞数量迅速减少。只有骨髓能造更多的血细胞，包括与感染病菌斗争的白细胞和运输氧的红细胞。骨髓造血不足时，医生会采取输血方式。需要输血的情况很多，从创伤、分娩到疟疾都需要输血。

在艾滋病流行之前，大家都知道输血可能会使如乙肝这样危险的病毒进入体内。第一例临床艾滋病在美国诊断后不久就已清楚，输血可能传播艾滋病。这是在确定艾滋病病毒前。流行病学研究表明，受血者、注射吸毒者和血友病患者都有感染艾滋病的高风险。注射吸毒者基本上都接受过很多次"微型输血"，上一个使用者的血会残留在注射器上，随着被轮流使用的含有海洛因的输液针头和注射器而传染。在血液筛查方法使用之前，血友病患者感染艾滋病的风险非常高，因为他们从数百个献血者的血液中吸收蛋白质凝血因子。他们接受被艾滋病病毒感染了的各种成分的几率非常大。

当艾滋病病毒感染者的血或血细胞被输送时，病毒传播过程是极其有效的。事实上，任何人只要输一品托被感染了的血就会被感染。输过艾滋病病毒感染的献血者的浓缩血细胞的人也确定会被感染。无细胞血浆有时用作抗体源，风险较小，特别是在处理恰当时。

大约在 1985 年，艾滋病病毒被发现一两年后，用于检测血液中的艾滋病病毒的测试便出现了。最常用的标准测试价格相对便宜，而且非常有价值，但绝不完美。它们依据对病毒抗体的检测，而不是检测病毒本身。测试中常会用到各种各样的视觉标记，如"试纸变红"用"+"号，表明被检测的血液中含艾滋病病毒抗体。然而，刚受到感染的人通常要一至三个月才会产生抗体。如果在这个时间段内测试血液，即使已经感染上病毒且有危险，测试结果会呈假阴性。附加测试可检测出大部分"假阴性"，但并不是全部都可检测出。早期窗口期检测的第一步是一个抗原测试，主要是检测病毒的蛋白片段。但此测试效果甚微。当前，最佳测试手段是基于聚合酶链反应的方式，直接检测出病毒基因，它能高度敏感地检测出特定基因序列。可是，直到 20 世纪 90 年代中期聚合酶链反应才用于检测假阴性，且价格较为昂贵。所以，今天在非洲许多地区，这项检测技术仍未普及。将采血集中，然后通过聚合酶链反应检测可减少成本，但由于物流原因，此做法不太切实可行，尤其是对于小医院来说。

　　血液测试结果也可以归类为假阳性，但是这种情况非常罕见。如艾滋病病毒疫苗实验，即使没有感染，也可产生抗体。参与此实验的志愿者会得到一张卡片以表明在艾滋病病毒抗体测试中他们的血液不呈阳性，聚合酶链反应测试结果呈阳性情况除外。正如已有的研究表明，艾滋病病毒呈阳性的母亲生下的孩子由于从母体获得抗体，检测结果通常为假阳性。（一些婴儿可能已感染，但很明显，不管怎样是不会让婴儿献血的。）

认识到血液测试并不完美使一些医生和如艾米莉亚一样的知情患者，尽可能地抵制输血。通过自身骨髓造血，细胞代谢缓慢，贫血患者要很长一段时间才能恢复。患者接受择期手术有时也会提前储存自己的血液，如果有需要，便可使用这些血液。朋友或患者家属有时会被指定为献血者。然而，指定献血者须与患者血型相符，所以，此方法也不太实用。加之，指定献血者也属于易感染艾滋病病毒的公众群体。

对献血者的要求也是一个问题。20 世纪 80 年代早期，在美国和欧洲，通常会给献血者支付报酬，而那些为拿报酬的献血者更有可能被感染。为提高效率，在非洲和其他地方的警员、军事人员和大型机构员工常常是献血活动的目标对象，但是这些个体也很有可能受到感染。在有权力和影响力职位上工作的男性可能会有更多的性伴侣，因此感染艾滋病病毒的风险也更高。学校里年纪较小的学生很明显不太可能有太多的性经验，因此是一个安全的血源群体。

20 世纪 80 年代末，在艾米莉亚生病的那个时期，献血者艾滋病病毒测试就已引发了许多伦理问题。献血者有被告知了吗？经咨询了吗？有受污名的风险吗？那是在艾滋病病毒检测和咨询的泰宇罗贝里中心覆盖网点建立之前的情况。1988 年，在非洲出现可治疗艾滋病药物之前的很长一段时间里，对献血者来说，知晓他们艾滋病病毒呈阳性没什么好处，那只对他们的伴侣或家人有好处。齐多夫定，首个治疗艾滋病的药物恰好在 1988 年开始使用。那最多只能延长患者一年多寿命。五六年后，只有当三种药物联合使用的高效抗逆转录病毒治疗出现时，才对艾滋病病毒感染病人有所帮助，不过，对大多数非洲艾滋病患者有效的治疗还没有。有时，一定单位量的艾滋病病毒阳性血液也需捐献用于研究，但这也会引发伦理问题，除非在献血前问清献血者对其可能性的知晓。许多人担心告知献血者其血液中含有艾滋病病毒的固定程序会吓跑潜在的志愿献血者。即使得知自己的艾滋病病毒呈阳性状况对个人来说也没有直接的好处，在 20 世纪 80 年代末期和 20 世纪 90 年代初期，血库通常是人们知道自己艾滋病病毒状况的唯一地方。这使一些人担心志愿者因怀疑自己被感染了而去献血以查明结果。如果他们这么做，就会造成另一种高风险献血者。

直到现在，博茨瓦纳仍无医学院校。少数主治医师为本国公民，在国外学习培训然后回国，大部分医师是签约两至三年的外国人。由于外国医师几乎不会说茨瓦纳语，在交流方面又引发额外挑战。可以假定，给艾米莉亚治病的医生傲慢又没能力，放在今天根本无法行医。医疗事故在美国一直是一个法律专治项，产科医生和妇科医生要极其小心谨慎。但1988年在博茨瓦纳并没有对医生如此严格的规定，并且至今在非洲大部分地区仍然没有。

幸运的是，由输血或血制品感染艾滋病病毒的情况现在已经不常见了，尤其是在投入足够资源解决该问题的国家，但非洲许多国家仍需要改善这一状况。只要输血发生，完全消除风险是不可能的。

·*10*·
一个部落传统

男性割礼防止感染艾滋病病毒

20世纪70年代，各军团，从梅萨科玛、玛索斯威、玛丁-合瓦纳、马布萨婆罗、曼特沙克斯、玛洛马科莫、马杰柯勒、曼戈纳、玛诺格到玛图克维都陆续重新发起了男性割礼仪式，而1988年举行的仪式则是最后的仪式了。巴克特拉部落酋长曾重新发起男性成人礼（bogwera）和女性成人礼（bojale），那是古老的成人仪式，在仪式中青年男性割包皮，男女两性都要接受关于婚姻、生儿育女和承担责任的教育。但该仪式还没到二十年就被放弃了，因为参加仪式的人不被信仰基督教的部落所接受。

尽管是年度传统活动，重新发起成人仪式后，巴克特拉部落酋长却从未聚集足够的成员组成一个莫法塔（mophato，参加仪式全程的团队），几年来反反复复，最终他也放弃了。部落里受过教育的人都不支持此仪式，他们认为这些传统做法是落后的，该拒绝。酋长是个固执的人，偶尔还会专制，易引起争议，这都不利于事态发展。有时，他的观点还会导致与政府间的冲突。他所捍卫的传统习俗有大麻的传统使用（特别是药用目的）、新娘彩礼（bogadi/lobola）习俗和对公民违法行为施予的肉体惩罚。他对男性、女性和儿童在社会上的地位持强烈的父权制观念，但就连这位传统观念如此深的人，他的四个孩子也分别经历了成人仪式，也停止了仪式活动。1988年的成人仪式，已成了历史。

特塞坡属于玛图克维军团，1988年参加了成人仪式。他是家里七个孩子中最小的，受的教育最少，也是唯一经历过成人仪式的儿子。那时，他十九岁。他的母亲督促他接受成人仪式。她也是在成年后经历女性成人仪式的，那时正好是酋长初次恢复成人仪式。特塞坡的母亲还说服从西方一所大学毕业的女儿去接受成人礼。这成了村里好长一段时间的话题，大家都说特塞坡的母亲把女儿教育得好，"看，让她去参加莫法塔时，多听话啊。"

虽然，特塞坡对成为莫法塔的一员有矛盾心理。但和莫法塔成员在一起时，他能感受到自豪和友爱。他一直被灌输这样的思想：未受割礼的男性永远是男孩，性能力也会因其受限。另一方面，受过割礼的男性是真正的男人，有不能和男孩分享的秘密。此外，莫法塔成员还是生活中的密友和知己。不过这也暗示着，接受割礼的男人都是农村的、落后的、没有受过教育的。然而，哥哥们也从来没认为受了割礼的特塞坡和大家有什么不一样。这种情况一直持续到2008年。

2007年，酋长去世，一年后他的儿子以盛大的场面和仪式继位。各军团被召来训练，因为他们要为继位表演排练。特塞坡对此文化感到无限的自豪。他受过教育的哥哥们被排除在表演排练之外。他们只能在酋长继位那天当当观众，不能参加任何军团，就算是为了娱乐也不行。

新酋长继位是在一个美妙的九月天，特塞坡醒来，前一晚的战歌犹在耳边，而同伴们早已在哼唱中起了床。他们和新酋长在外露营，兴奋之情难以言表。几小时后，他们就要引导新酋长进入部落会议场所霍特拉了，特塞坡都等不及了。特塞坡坚强、自信。他可能没受过多少正规教育，但特殊教育使他有资格参与酋长的继位大会。会有许多人到场，包括其他部落的人、甚至是西方人，都会听到他的歌声，欣赏他的舞姿。他很特别，他的文化也很特别。

两小时后，沐浴完毕，穿上特制的皮凉鞋，身着鹿皮，头戴羽饰，特塞坡和其他两百多位男性一起为大典高歌，引导新酋长进入霍特拉。特塞坡边看边听边唱，他们的歌声不时响彻清晨。其他人的致辞他并不在意，他一直在期待着新酋长披上豹皮的那一刻。他知道酋长亲自射死了一头猎豹，这让他心里充满了自豪。在有些部落，酋长是从野生动物管理部弄来的豹皮。他的部落可不这样！

这个时刻终于来临，酋长威风凛凛，表情肃穆，身披豹皮，那庄严华丽的变形让特塞坡的眼泪几乎夺眶而出。人群爆发出雷鸣般的掌声。赞美诗在空中回荡。呜噜噜的欢呼声响起。酋长的叔叔将象征统治的棍子、长矛和盾牌递到他的手中。然后，酋长发表讲话。

他督促部落要团结一致，为部落的独一无二和与众不同而感到骄傲。接着，他做出了一个让特塞坡在心里欢呼的承诺：恢复女性和男性成人礼传统，男性割礼是男性成人礼的核心。呜噜噜的欢呼声再次响起。欢呼声渐渐平息后，特塞坡认为他听到酋长把古老的巴克特拉传统和让男性受割礼以防止艾滋病病毒的感染结合在一起，而传统上原本是为把同龄人组织在一起接受教育、学会协作和互助。他困惑了。什么时候非洲传统和好事情联系起来了？难道不是感染艾滋病病毒和"落后的传统"联系在一起的吗？

一个月后，酋长到他的小村庄的霍特拉会上发言，又重复了特塞坡曾经听到的那番演讲。男性成人礼将重新回归，有了医生和科学家们的帮助，大家一起抗击博茨瓦纳艾滋病病毒传播。他仍然不太明白，但是成为选中成员，他感到非常骄傲。一年前，他做了艾滋病病毒测试，结果为阴性，他想这得感谢男性成人礼。

历史上来看，传教士是排斥异教仪式的。引入基督教之前，非洲许多部落都有男性割礼。但那不像现在西方文化中那样，给新生儿做这个手术，男性割礼是成人礼的一部分。

至少有十年，一些人类学家指出在实行男性割礼的地区似乎艾滋病病毒感染率较低。但这两者之间一点联系也没有，割礼通常会和其他宗教或文化中与性行为相关的做法混淆。为论证这个假设，在乌干达、肯尼亚和南非，进行了几项对比试验。在同等条件下，受过割礼的年轻成年男性，他们感染艾滋病病毒的比率和未受割礼的男性相比，结果很明确：未感染艾滋病病毒的男性和已感染艾滋病病毒的女性有阴道性交，受过割礼的人的保护率为50%至60%。

目前，受割礼的比率还比较低，在南部非洲，可能只有10%，而这里艾滋病病毒传播严重。在非洲西部的信奉伊斯兰教的国家，男性割礼的比率较高，感染艾滋病病毒的比率就相对较小。在西方国家，婴儿割包皮的比率很高，该做法被认为更卫生，能减低某些性传播疾病的几率，如生殖器溃疡。

男性在青少年或成年期割包皮，一定要切记在手术伤口完全愈合之前不可有性行为。否则，阴茎皮肤受损，感染艾滋病病毒的风险就会上升。如割过包皮的男性在做手术时已经感染艾滋病病毒，不管他们知不知道自己被感染，要是伤口还没愈合就与他人性交，那么，女性伴侣感染艾滋病病毒的风险也会加大。认识这一点非常关键，有时指导性政策会建议应该给感染艾滋病病毒的男性提供同样手术，使他们免受污名和歧视。如果感染艾滋病病毒的男性做手术遭否定，手术就成为未感染男性的标准做法，很明显，它无意间就成了感染与否的标记。

为什么男性割包皮可以起到这样的防护作用？因为割掉的那部分阴茎包皮富含性交时易受感染的细胞。一种特殊的免疫细胞叫朗格汉斯细胞，在阴茎和阴道中是病毒感染的目标。在默克公司疫苗实验中，有些参与实验的志愿者似乎有更大的感染风险，值得注意的是，这些有高感染风险的人都是未割包皮的男性。

特塞坡的母亲鼓励他参加莫法塔仪式，她本人也经历过部落的成人仪式，她还说服女儿也这么做。但女性成人仪式不包括切割生殖器，有时也称为女性割礼。但在非洲某些国家实行的女性割礼，非常危险，而且对预防女性艾滋病病毒没有任何作用。

博茨瓦纳研究人员询问成年男性，如割包皮能起到部分预防艾滋病的作用，他们是否愿意割包皮，大部分人表示他们愿意。自从割包皮有益处的消息一传出，男性们便排起了长长的队等着做手术。但卫生局面临的问题是：他们是否能调动足够的医生来做手术。因为手术可能会产生不良的并发症，所以手术要利用无菌技术，由经验丰富的医生操刀。男婴做包皮手术是最为理想的，目前正在非洲大力推行。但用这个方法减少艾滋病病毒感染至少要花费二十至三十年的时间才能看到成果，即婴儿已成年，并已有接触艾滋病病毒的性行为。

2008年，部落举行仪式时，开明的新酋长宣布恢复男性成人仪式传统。而且这一次，有许多经验丰富的外科手术专家参与进来。在新酋长统治时期，该地的艾滋病传播猖獗，这与1984年前的情况不同，而现在，恢复了传统，民众受益良多。睿智的领导者将现代医学研究和古老的传统相结合，有各种合理的原因。

· *11* ·

承诺之重

艾滋病病毒疫苗的研制

周围一群游客在喝咖啡，杯子碰得叮当响。他们很激动，因为刚从奥卡万戈三角洲回来，可以说那儿是非洲甚至世界上最激动人心的地方之一。这一年降水极少，所以我可以想象雨季来临之前，国家野生动物公园里四处遍布的水塘尚未形成，观看动物的人们在乔贝河上及其周围出现，引起动物四散而逃的场景。乐邦到达时，我旁听到游客们讲述大象、豹子和狮子的故事，在他探寻的眼神和我肯定的目光相遇之前，他差点就走过去了。

"是乐邦先生吗？"

"是的。我想那就是你。"

"我们见过吗？"这个问题我也经常问，因为我的工作中会遇到很多人。难免会忘记一些面孔和名字，结果会产生尴尬。

"没有，我们没见过。但是，我当然知道你是谁。

我请乐邦喝点什么，他只点了软饮料。那些游客起身走向哈博罗内太阳酒店的泳池，我和乐邦继续交谈。这个人相貌堂堂，衣着整齐、身材壮实，我决定猜猜他的年龄。一定是三十五岁左右。在博茨瓦纳，结婚没多久的平均年龄就是三十五岁。我想，如果他有孩子，也就五岁左右吧。为什么这个学龄前孩子的父亲报名参加了疫苗试验？毕竟这个时期的父母，尤其是双职工父母很难被说服去参加任何和孩子无关的活动。或许他未婚。如果是这样的话，人们会觉得他是想以此改变单身的状态。毫无疑问亲戚们会给他施加压力。

"决定报名参加艾滋病病毒疫苗实验对你来说很难吗？"

"当我听说了疫苗试验，还听到邀请志愿者前往参加，对我来说，我就不得不去。我一直在献血，哪里供血不足哪里就需要我。我只是觉得这是每一个负责任的公民应该做的事情。"

"那你的家人怎么看？"

乐邦回忆到，他第一次去博茨瓦纳-哈佛伙伴关系研究所是和妻子一起，那里正在做试验。他们讨论了志愿者招募工作，决定两人都报名参加。虽然后来他们决定家里一个人报名就够了。

"决定之后，我们告诉了孩子。我们的两个大儿子是双胞胎，今年二十一岁，小儿子今年十六岁。他们明白这件事必须有人做，因为我们解释了事情的重要性。

乐邦说，他的父母也明白，只有像他们的儿子这样的志愿者做出牺牲，才有可能发现艾滋病病毒疫苗，尽管刚开始父母很担忧。

"但你是艾滋病病毒阴性，为什么还关心这个呢？"

我在进行挑战。

"正因为我是阴性，我才报名参加。从八十年代起我就一直在献血，当艾滋病病毒在博茨瓦纳盛行时，我马上意识到应该检测并鼓励他人去检测。我总是在劝人们做检测。我告诉我的朋友和亲戚，也鼓励他们去查查看。后来，即使检测结果是阳性的人们也感谢我当初的鼓励。了解自己的健康状况总比不知道好。

乐邦说他定期体检，从不等到生病了才去医院，他继续说。

"我很了解我的身体。知道哪里有问题。因为我饮食健康，锻炼有规律，所以能感觉到哪里不对劲。比如，我能够告诉医生（他一开始不相信我）我的胆囊有问题。我清楚我的身体状况，也知道哪里有毛病。

得知他有二十一岁的双胞胎儿子，我才知道对他的年龄猜错了。原来他已经四十六岁。他说他最喜欢的运动是走路。他经常从哈博罗内走到绍松，200多公里的距离。

"为什么喜欢走路？"

"我热爱自然，喜欢独处。"

"你有没有后悔参加试验项目？

"不，不，决不后悔！我相信承诺。我很清楚这样做的初衷，一旦决定去做，就会投入其中。你看，有人注射安慰剂，有人注射真实疫苗。我觉得注射之后和之前没有任何异样，什么感觉都没有，头也不晕，而且定期的测试也没有显示我的健康有任何恶化。我相信这大概是因为我很健康。我饮食健康，锻炼有规律，所以才有信心参加试验。报名成功后我就遵守他们的要求。你必须这样做，否则科学家们的好意就会落空。也有人报名后却又离开，但这样不好。"

我想知道他的妻子是否同意他的看法，他信心满满地说妻子也赞同。

"正因为妻子也赞同，所以我们一起去，我才参加了这个为期十二个月的试验。后来我才知道，我注射的不是安慰剂而是真实的疫苗，但我并不担心。我很高兴参加这个试验，因为艾滋病疫苗的研发需要大家的参与。本就该如此。"

"在这个感染率极高的国家，你对自己艾滋病病毒阴性的情况怎么看呢？"

"我相信要照顾好自己，保持健康。而且，由于很久之前就检测呈阴性，这就激励我保持这个状态。知道自己是阴性就想保持。所以我鼓励人们去检测。"

大约二十五年前，时任美国总统的是罗纳德·里根，其卫生与公共服务部部长宣布已经找到艾滋病的病因。疾病感染的速度快得令人惊恐。以前不了解艾滋病的病因，科学家也无从知晓如何控制病情的感染。当时部长说由于已经确定了明显的病因，再过几年就能发现保护性疫苗。一些公共卫生政策官员和医学家认为很快就能研制出安全有效的疫苗，用来预防感染。很多其他的病毒性疾病已经有了预防疫苗，如麻疹、腮腺炎、风疹、脊髓灰质炎和流感。早期研制出的疫苗之一是天花疫苗，在全世界成功消除了该疾病。还有一些也是，如脊髓灰质炎疫苗，这种疾病也几乎被消除。对于大多数病毒性疾病，虽然已经研发出良好的疫苗，但抗病毒药物的研发实在太难。比如艾滋病病毒就是如此。

像专性胞内寄生虫这种病毒，使用大量人体细胞生产机能来繁殖子病毒。它们复制自己的基因信息，但要活细胞提供其他方面的需要。有些病毒在不同物种的细胞内生长，比如狂犬病由狗传播，脑炎病毒由蚊子传播。但是艾滋病病毒只在人细胞中传播。细菌则相反，细菌大到足以携带自己的生产机能，从而避免因繁殖需要诸多步骤而依赖人体细胞。所以，研发梅毒和肺炎这类细菌的抗生素类药物比研发抗病毒药物容易多了。

对于制药行业来说，药物的研发比疫苗能带来更好的"市场机遇"，创造更多的股东利润，富有国家的大量病人常年每天服用多种药物，如降高血压、治哮喘或缓解精神焦虑的药，尤其如此。控制但无法治疗疾病的药物最能获利。大概在1986年、1987年，美国和欧洲的艾滋病病毒/艾滋病人数高达一百万。艾滋病药物带来了潜在的市场机遇。而对于这类病毒的研究，包括药物研发，大型制药公司显然更专业。

所有有效的病毒疫苗都基于这一原理，即注射已死或减毒的病毒株或者表面蛋白质，以模仿自然暴露和引出抗体，这是第一步。病毒表面蛋白质被认为是外来物，身体通过产生抗体来对抗和识别外来物质。随着生物技术在 20 世纪 80 年代的成熟，一些病毒表面蛋白质可以通过基因工程来合成，比如乙肝疫苗就很有效。

乙肝疫苗虽然可用，但又带来了另外一种困境。它给非洲和亚洲许多国家带来了巨大成本负担，比如中国，因为疫苗的价格相对很高。在坦桑尼亚和莫桑比克，疫苗的费用相当于一个人的全年收入。多年来，没有一个政府或国际组织能设法让最需要疫苗的国家用到疫苗。随着艾滋病病毒感染者和艾滋病患者人数的增加，这种困境使人们广泛关注到，艾滋病病毒感染率最高的非洲或许在进行疫苗的研发和使用时受到剥削，提供检测试验对象后，却因为买不起疫苗而无法获得疫苗。要证明疫苗在最需要它的人群中有效——比如南非经阴道性交感染疾病的妇女——检测却是通过注射毒品或同性恋行为感染疾病的其他人群提供的，这能有适当的保证？更复杂的是，在非洲导致艾滋病流行的病毒不同于美国与欧洲导致疾病流行的亚型病毒 HIV-1 B。因此，需要像乐邦这样勇敢的志愿者参加试验，证明任何有效的疫苗在他居住的区域也能有效。

经过二十多年的研究，我们仍然没有研制出艾滋病病毒疫苗，经验最丰富的疫苗专家认为还要再花十年才能研制出来。疫苗难以预防艾滋病的主要原因是病毒突变的速度太快了。自然感染期间，人体确实能产生艾滋病病毒抗体。事实上，抗体频繁出现，以至于它们最容易用于测试病毒的感染或诊断艾滋病。但这些抗体不能防止疾病的发展，也不能消除体内的艾滋病病毒，这和发生麻疹、腮腺炎或风疹时产生抗体一样。自然感染期间产生的抗体最多只能减缓艾滋病的发病。到针对病毒表面上的特殊蛋白质的抗体产生时，病毒已经改变。所以，这些抗体攻击的是几周前的艾滋病病毒，而现在新的突变病毒已占上风了。新抗体可以与突变病毒制衡，但那时新的突变又会取代前一次突变。这个过程被称为免疫逃避，这在艾滋病病毒中比其他病毒发展得快。这一特性，与艾滋病病毒隐藏在人体免疫细胞的脱氧核糖核酸遗传代码中的能力，共同帮助解释了为什么研发艾滋病疫苗很困难。

花这么长时间研发艾滋病疫苗的第二个重要原因是需要长期的临床试验来证明成功与否。设计好实验性疫苗并准备测试后，首先在实验动物身上测试，如小鼠、豚鼠，或许还有猴子。但是这样充其量只能告诉研究者实验性疫苗是否能够引起任何免疫反应，而不是保护性反应。只有人才感染艾滋病病毒，因此"挑战"带有活的艾滋病病毒的实验动物，来确定一个引发免疫反应能否阻止感染是不可能的。每一种潜在可行的实验疫苗检测必须在人类志愿者身上试验。

　　首次人类试验总是为安全性而做，测试大约需要两至三年。正是这种试验，即第一阶段试验，将乐邦纳入志愿者。通常情况下，大约三分之二的志愿者接受疫苗注射，三分之一接受无菌安慰剂。无论是志愿者、医生还是护士，他们都不知道那给人注射的代表真实疫苗的代码。经过大量的实验室测试和健康检测，这一试验完成后，就要决定疫苗是否引起了任何毒性作用或不适症状。如果某种实验性疫苗引起了最微不足道的问题，都要考虑放弃。

　　如果疫苗通过了第一阶段试验，第二阶段就会在更多志愿者身上进行试验，以评估引起可测量免疫反应的能力，比如抗体。第二阶段试验的设计是用来决定能够引发哪种免疫反应，以及哪一剂疫苗最可能引发预测有效的免疫反应。第二阶段的试验还需要三到四年。此外，有些人接受了无菌安慰剂，所有参与者的健康检测和临床实验室测试都受到密切监测。如果那些注射真实疫苗的人像设定标准判断的那样具有良好的免疫反应，并且没有毒副作用，那么这个疫苗可以进入第三个试验以测试疫苗的疗效，即第三阶段。

　　第一次安全性试验可能用到了二十五到五十个志愿者，第二阶段免疫评估测试需要几百个，第三阶段的药效试验则需要几千名志愿者。第三阶段又要经过三至五年，才能提供疫苗是否有疗效的第一指标。测试是基于简单的数学计算和统计：注射疫苗的感染者和自然感染者的人数少于接受安慰剂的志愿者自然感染的人数吗？再者，无论是参加试验的志愿者，还是组织试验的人员都不知道哪些人注射的是真实疫苗，哪些人注射的是安慰剂。所有参加者都被要求尽量避免有风险的性行为，远离艾滋病病毒，但接触、感染的还有发生。如果参加试验的志愿者来自高风险感染人群，比如南非的年轻女性，因为她们的感染风险很大，所以试验对这类人群需要的数量要少一些。评估药效的另一种方法是确定当疫苗没能防止艾滋病病毒感染时，它能否防止艾滋病。这种情况也许会发生，例如，如果疫苗允许艾滋病病毒低水平在体内扩散，但让此水平保持不升高到导致艾滋病的水平。可是这将使试验时间更长。除了估测感染率需要三至五年时间，在病毒导致艾滋病之前还需要六至八年的滞后时间。

完成所有试验的第一个实验性疫苗的设计和效果良好的乙肝生物工程疫苗相似。它是以艾滋病病毒外层表面上的糖蛋白质 gpi20 为基础，可是研制失败。这个疫苗虽无害无毒，却不起作用。

科学家以彻底改变他们设计的方式做出回应。他们并没有设计能够引发抗体的疫苗，而是设计了能引发免疫性攻击细胞的新疫苗，它将直接杀死艾滋病毒和艾滋病病毒感染的细胞，没有抗体。这代表了当时一个全新的概念，因为所有可用的疫苗都是以抗体为基础。这种新型疫苗有多种设计都被研发并进行了测试，比如指定细胞毒性 T 细胞疫苗。一种疫苗要注射部分艾滋病病毒脱氧核糖核酸片段。另一种要用其他无害的灭活艾滋病病毒传播那部分病毒，这在刺激保护性免疫回应时会用到。其中的一种设计在博茨瓦纳经过了安全测试，乐邦就是博茨瓦纳的被试者——他和疫苗都通过了第一阶段的试验，证明疫苗无害。不幸的是，他们都不能进行到下一个阶段，因为他们无法将免疫刺激到适当水平。

这类达到试验药效阶段的第一种疫苗由默克公司生产，使用的是表面无害却能引起感冒的人体病毒。该病毒被选用来作为艾滋病病毒传播系统之前，就经过了大量转变，结果它甚至连感冒都无法引起。然而，结果比抗体类疫苗更令人失望。这种特定的 5a型腺病毒，对接种疫苗的人来说不仅起不到任何保护作用，而且似乎还增加了艾滋病病毒感染的风险。5a型腺病毒未在博茨瓦纳进行测试。现在回想起来，我们可以推测，为什么这种疫苗增加了感染的风险。至少这令人相当失望，而且不得不放弃几乎所有相同原理的试验疫苗。

疫苗研究人员没有放弃，他们也不应该放弃。他们已经在积极寻找基于新生物科技的完全不同的策略，一二十年前开始第一次疫苗实验时，这种技术当时还不存在。他们已经准备用实验室小鼠和豚鼠进行新的测试。之后，他们对人体的测试将需要十年甚至十年以上。

乐邦依然是英雄。但是，研制出有效的艾滋病疫苗之前我们将需要更多的时间和更多像乐邦这样的人。此前，我们必须依靠更多其他的方式预防感染，比如改变日常行为、使用安全套、男性包皮环切手术以及合理用药来减缓传播速度。从来没有人说，控制艾滋病病毒是一件容易的事儿。

· *12* ·

祖先之控

邪灵与艾滋病元凶艾滋病病毒

"法官,我不行了。我快死了。那声音就像在说耳语,我都能听到周围的其他声音。

"你在哪里?"

"我是莱米。我病了,法官。我病了。"

"莱米,你在哪里?"

"在奥拉帕的一家医院,我快死了。"

"怎么在奥拉帕? 怎么这么远?"

"我来这里因为我姐姐可以照顾我。我病了。我快死了……"

她微弱的声音里夹杂着绝望,我还没来及再问更多的问题,手机信号就中断了。多次拨回都不通。我不知道莱米姐姐的名字,其实我根本不知道她在奥拉帕还有个姐姐。我也明白,这个"姐姐"也可能是表亲,所以要找到莱米姐姐的姓名和电话号码并不容易。

一个星期后，我的书记员敲响我的办公室门说，"法官，莱米想见您。"

莱米进我办公室前竟然要通报，这让我有点惊讶。更让我惊讶的是，她的十天病假还没结束就回到了岗位。我们最后一次通话时，她听起来还要在病床上躺好多天。其实挂掉电话后我就问过她的主管，得知莱米已经延长了病假。

"让她进来吧，"我回答。我抬头看了看书记员的脸，想看看关于莱米身体状况的表情。大家都知道莱米确实生病了。过去两年来，员工相继去世的速度快得可怕，任何人患病的消息都会让员工脸色沉重，成为窃窃私语的话题。

"法官，她在楼下，走不上来，想让您亲自下楼。"

这使得我从椅子上跳起来。到我们办公室的楼梯只有一层，根本不费力气，七十多岁的老法官们每天上上下下也毫无怨言。如果一名三十五岁的保安爬不上那些楼梯，那说明她的身体状况很糟糕。此外，我知道，对于一名保安来说，叫法官走出办公室，到楼下房间见面是需要勇气的。

我急忙下楼，直奔钥匙间——一个角落里的小房间，我看到那张小桌子上趴着一个虚弱的女人，自从她 2002 年和我一起工作以来，她就一直是我的保安。她脸色灰白，眼睛凹陷。她艰难地抬起头，重复着上次相隔 400 公里通过信号微弱的手机说的那句话，"我快死了，法官。"

我俯下身，摸了摸她的脸，发现汗涔涔的。"你怎么不住院了？"

"他们给我水，就让我出院了。我快死了。"我明白了她的意思，医院给她注射静脉点滴来补充丧失的水分。

"到底怎么回事？医生说你怎么了？"我问她。到了这个时候，艾滋病病毒和艾滋病的字眼在我脑中嗡嗡作响。还能是什么呢？就在两年前，我的一个表亲因艾滋病丧命，失去她的痛苦至今伴随着我。我曾看着她的身体渐渐干瘪，直至皮包骨头。死的时候，她的嘴唇包不住牙齿，成为永恒的无乐之笑。我想象着这个年轻女子将会遭遇同样的命运，她现在趴在这几把办公室的钥匙上。有些钥匙还挂在挂钩上，我俯身听她的回答时听到了钥匙叮当作响。有人打开门，道歉了几句，拿过一把钥匙。不然的话，我们的这些办公室就乱套了。

莱米的病并非突如其来，而是已经缠身几个月了，时好时坏，反复发作，每次发作就会更加严重。

她病情发作时，出现好多症状：恶心、流感状、腹泻、胸痛、嘴唇起泡，这些只是她抱怨时说的一些，在这误工一天，在那误工两天。缺勤期间，她的主管到我办公室来解释原因："法官，莱米又病了。"

我抬起头，因为我能感觉到他话里有话。

"必须有人建议她做那明显该做的事情了。"这位主管提出这个问题时似乎很矛盾。

"明显的事?"

"嗯，这些事情应该是她家人的事，而不是我。"他的声音小下来，直到我问他。

"你到底在说什么?"

"好吧，法官。她必须接受她无法工作这一点。"

莱米的主管难道希望我支持他解雇缺勤几天的下级同事？我们都知道，无论出于何种原因，解雇政府雇员都不是一件易事。为什么我们要解雇她呢？如果政府部门是万能的，那也应该能帮助员工治疗疾病。我们都知道，在大多数情况下，员工甚至不必填写病假单来证明自己的病情。把她的缺勤看成解雇的足够理由是疯狂的，至少是这样。

"你到底什么意思?"

"唉，法官，你没有注意到莱米每次来上班就会生病吗？但是，只要她请假就会好起来。问题就在这儿，工作的地方!"

这个人看着我，好像在等我同意他的看法。我不太明白他在说什么。他的意思难道是办公室里有人给莱米施魔法？肯定是这个意思。但如果是这样的话，莱米不用我和她的主管出面，应该能够抵制这种超自然的诡计。

"你什么意思？"我又问。

"她的祖先不想让她工作。她必须做被祖先选定要做的事！关键是，她不愿意接受被选择的路。"

我恍然大悟。莱米曾经说过几次想和我谈谈她自己的事情，但我从没找到机会和她倾心面谈。法庭里的年轻妇女总是来找我咨询爱情、职业，或孩子教育方面的问题，我原以为莱米也是想和我说这类事情，见她没有催我面谈，我也就忘了这回事。

"那么她是一名传统医生？"我问道。

"当然！你真没意识到？"他似乎有点儿困惑，我和一个拥有如此强大、危险力量的人密切共事了这么久，竟然没注意到这一点。

"确实没有意识到。可她为什么要辞职？"

"她的祖先希望她接受召唤！救死扶伤！不是来这儿工作！"

我觉得有点搞笑，他的意思好像是，"这种工作在莱米之下"，而他自己却工作得很开心。

我突然想起来，莱米曾不止一次地暗示我她很担心我的安全，因为她做过一些梦，梦境预示一些强大的、嫉妒的力量已经集结对抗我了。她在梦中已经"看到"这点。我们这个民族坚信梦境和日常生活息息相关，所以我觉得莱米和其他人没什么不同。毕竟，我的另一位保安有次在一个周末清晨，她本该休息的，却约我出去，提醒我她做了一个梦，梦里我受伤了。她觉得如果不提醒我，某种伤害会降临到我身上。正是由于这些原因，莱米的梦对我来说没有特殊之处。

与她的主管谈完话后，我曾找莱米聊过，她讲述了如何发现自己是个治疗师的故事。每当她被疾病折磨，而且承受着无论是西方的还是传统的医生都无法治愈的痛苦，她都会意识到自己是被选中的治疗师。确诊那年她才十二岁，那时她已经辍学了。日夜看到蛇精出没，神灵随时随意控制她的身体，让她精神恍惚，她怎么可能还待在学校？

甚至在一位传统医生诊断过他们女儿的持续性头痛、恍惚性沉默、尖叫不断、流鼻血等一些病症后，莱米的父母一度希望莱米能从祖先手里挣脱出来。他们希望她回到学校，所以他们认为最好的方法是让她报名加入医治教堂。他们寻思，祷告和唱诗能够驾驭和控制附在他们女儿身上的祖先之魂。

莱米告诉我，祖先并不喜欢这种企图逃避责任的做法。在她洗礼的那天，整个人被浸到了河里，祖先从牧师的手里将她拽下来，让她沉在水里整整十二天。当他们最后允许莱米浮出水面时，她的父母意识到，女儿将无法逃避她的命运。他们把她带到津巴布韦的边境训练了三年，教她如何控制和使用她的力量。她学会了怎样识别附在她身上的祖先，并通过她与他们沟通。这个过程艰苦难耐，她曾两次试图逃跑，但每一次又被抓住，还被她的训练者鞭打得昏过去。

只有完成训练她才能回家继续读完高中。

我们谈论这些时，她已经做了十余年的传统治疗师和占卜师了，而且举行了不计其数的治疗仪式。就在我们谈话前一周，当地医院的一名护士曾请莱米为她家驱邪。两人度过了漫长又可怕的一夜，莱米在夜间杀死了许多邪灵，这些邪灵曾化身为多种形态，比如猫、矮人和漂浮在黑暗中的眼睛。莱米的男朋友开车送她到那儿，没想到他会被她驱邪的方式吓得魂不附体，于是赶快离开，让莱米自己想办法回家。

她当时解释说，自己总是得病就是因为吸入了帮别人驱逐的疾病。她说她需要举行一场加强力量的仪式，计划就在年底她的家乡举行。

"法官，你到时应该来参加。既然你喜欢写书，也应该写一下这方面的事。"

"谁都可以参加吗?"

"可以，这属于公共活动。当地所有的治疗师以及津巴布韦的一些治疗师都会参加。仪式上，要宰一头牛，然后装扮自己、唱歌、跳舞。我们会跳好几天。"

"你说这是加强力量的仪式?"

"没错。一旦你跳起舞，就会进入恍惚状态，祖先会挨个控制你的身体。你开始用他或她的声音说话，甚至恍惚之间就变成了他或她的装扮。我从来没有见过这些祖先，但是一旦我精神恍惚，我就可以成为他们。这时就能获得力量"。

"你举行这个治疗仪式快乐吗?"

"我别无选择。如果不这样做，我就会生病，会死的。所以这不是快乐不快乐的问题。即使在洛巴策，有时我醒来也必须唱歌跳舞。祖先只是控制了我的身体，我生来就要这样做。

"对你来说肯定是个很大的负担。"

"是啊。我一定要好好使用我的力量，必须医治别人，不能拒绝。"

"你的主管说，你应该辞职，全职去做医治和占卜的工作。"

"我问过祖先，我不必辞职。只要每年至少参加一次加强仪式，就可以继续工作。问题是有时候我没时间。我的家乡很远，又得与其他治疗师一起安排仪式。所以为什么有时我会病得这么厉害。"

后来某次我告诉她，我在客厅看电视时看到一条眼镜蛇滑进房间，于是她坚信我是一名有潜力的治疗师，或者是某股强大的邪恶力量要来伤害我。

"法官，为什么你不相信呢？"

"我只是觉得我靠小山住着，我前门的那块地方太高，我得想办法把它铺平。"

"你不明白，作为唯一的女法官，总有人想伤害你。"

"莱米，我不会有事的。"

"不管怎样，你很坚强。你受到了保护。我觉得你有自愈能力，只是你不知道罢了。"

现在，她趴倒在钥匙房，穿着一身与她的治疗和占卜毫不相干的制服，我担心她又要抱怨一场让她得病的劳累的驱邪仪式。

"你做过艾滋病病毒检测吗？"我问她。莱米抬起头，被这个问题吓了一跳。尽管艾滋病的侵袭在我们周围很常见，但这个问题并非经常被问到，更不会这么直接被问到。

"没有。"被问到这个问题，她似乎如释重负。

"你想测试吗？"

"我害怕。"

"最好测试一下。现在有药物治疗。你可以慢慢好起来。"

"我不想死。"

"如果你现在测试，结果显示是阳性的话，就可以药物治疗。"

"法官，你会和我一起去吗？我害怕!"她哭着，抽泣着，泪水滩了一桌子。

"我会和你一起去。我肯定，塔博·莫利米医生会见你的。我现在就给他打电话。"

我也不确定，因为我甚至没有给莫利米打电话问他是否在工作。尽管这样，我打通了电话，莫利米说他当天会见莱米。

几分钟之内，我就通知了工作人员，我得外出带莱米去看医生。在一个强壮的人搀扶下，我们半托半推着她上了我的车，带她来到了玛丽娜公主医院。

在接下来的几周，莱米接受了艾滋病病毒测试。当她被检测为阳性，CD4 细胞计数和病毒载量都确定之后，她被安排接受抗逆转录病毒治疗。但就在治疗之前，只知道让她生病的原因似乎就已让她走上康复之途。

在我预计她应该开始治疗的那一天，我去看她，发现她在自己的小房子里，身上裹着一条毛毯蜷缩在沙发上，边看电视边打盹。有个女人坐在她旁边，声称是她的母亲。小咖啡桌上有几瓶药、一大罐水和一只玻璃杯。

"孩子，我要感谢你帮了莱米。她告诉了我你所做的一切。"

"我很高兴她得到了帮助。我知道她今天开始抗逆转录病毒治疗。你知道这其中的药物会让她做噩梦吗？"我担心莱米可能把吃药导致的噩梦和神灵之类的东西带来的梦混淆了。我能想象她边唱边跳然后精疲力尽在这类仪式上瘫倒的场景。

"莱米今天不会吃药的。我们必须到祖先山，询问祖先她能否服用这些药物。"

好吧，我想着。又要这样！

"如果祖先不允许呢？你们怎么去呢？"我没看到外面有车，莱米也不适合乘坐公共交通去任何地方。她就连乘车出行都寸步难行。

我的表妹奄奄一息时，她抓住我的手，让我答应带她去找一位治疗师和占卜师。我知道这是徒劳的，但怎能拒绝那双苦苦哀求、垂死挣扎的眼睛呢？她痛苦地呻吟着，我们把她抬了出去，去占卜师家的车程要三十分钟，所以把她放在了一辆丰田卡车的后面。占卜师说我表妹得病是因为遭到了同事的嫉妒和情人的唾弃。占卜师从掷在我们脚边的骨头上读出了这些。一周后，我表妹就死了。那是 1996 年，非洲还没有抗逆转录病毒药物。

这一次，抗逆转录病毒药物就放在触手可及的咖啡桌上。莱米现在就可以服用，并走上康复之途。

"祖先不会做出伤害莱米的决定，她是他们选择的孩子。我相信你带她看的那位医生。祖先会同意的。但我们必须先征求他们的意见，这样他们才能保佑药物有效。"

我深知这时最好不要争辩。"你们怎么出门呢？带着一位病人出门会不会太远了？"

"有个亲戚明天早上会来接我们。明天晚上，她就会开始吃药了。孩子，感谢你这么善良。"

莱米至今已经接受了三年的治疗。治疗的头两周她就回来工作了。现在她的眼光很犀利，一眼就能远远看出来谁生病了，还会拉他们来我办公室密谈。

2005 年年底她来到我的办公室，用轻柔的声音悄悄地说："法官，你必须和摩艾默谈谈。他病了，但他得明白他不必死……"

在奥拉帕，莱米病得很重，曾请过一次长假。法院里谈论的都是以惊人速度害死很多员工的艾滋病。

莱米脸色灰白、眼睛凹陷，身体虚弱得连一层楼梯都上不来，濒临死亡。严重衰弱和病情恶变一般会要几个月的时间。患慢性衰弱疾病的人，包括艾滋病，最后一个阶段的状况都很相似：体重极度下降(有时也被称为"消瘦病")和脱水。但艾滋病疫情最后阶段通常出现在晚年，而不是在病人二三十岁的时候。

有位同事观察到了莱米病情的恶化，描述了她工作时状态更糟。他说，她的祖先不希望她在法院工作。他们相信她被赋予了传统治疗师应有的超自然力量，祖先之所以让她的疾病发作是因为她没有坚持那条被选择的职业道路。

莱米十二岁时还经常头痛、流鼻血，受尽了折磨。这大概不是艾滋病。当时她才十二岁，那么小的年龄不可能因性行为而感染，因为病症显示之前还会有很多年的潜伏期。此外，如果说从母体内感染的话，十二岁才开始出现征兆也太晚了。输血传播或童年遭到强奸感染均可发生，但她那个年龄不太可能发生这些事。

莱米想过在宗教的帮助下驱除邪灵，但似乎失败了，莱米被送到津巴布韦接受为期三年的培训课程，让她明白她注定是一名传统治疗师和占卜师的命运。

就连当地的一名护士也非常相信莱米能够帮助她家驱邪。她的驱邪活动为她投身这些仪式提供了激励,但并不能治疗她自己的疾病。莱米的健康状况继续恶化。法官让她面对艾滋病的事实,明白测试艾滋病病毒的重要性。

纵观医学史,传染性疾病长久以来被认为是受到超自然干预或巫术所致。具有同样漫长历史的是,宗教和传统治疗师也常常被找出来重新解决这些健康难题。一个社会对这些方法的信赖程度往往与人口的文化程度有关,尤其是老一辈人的识字程度,在这些文化中,长者都会深受尊敬。

作为艾滋病的真正原因,人类免疫缺陷病毒似乎比邪灵更聪明。它实在太小,根本看不到,但其遗传密码中包含了一万个字母,并以独特的方式寄生于人体免疫细胞。艾滋病病毒利用其遗传密码在其感染的人体 CD4 细胞中组合衍生九种不同蛋白质。部分艾滋病病毒蛋白用于保护病毒免遭破坏,其他用于快速繁殖数以万计的艾滋病病毒后代。当子代病毒衍生的速率大大超过身体取代坏死免疫细胞的能力时,临床艾滋病就出现并发展。

所有的病毒都小得根本看不到,并且几乎都会杀死它们感染的细胞,但大多数病毒不会感染人类免疫细胞。事实上,我们还未探测出其他感染这些特殊的人体 CD4 细胞的病毒,这些特殊细胞能够激活人体其余部分的免疫反应。艾滋病病毒通过把我们称为

gpi20 的外膜糖蛋白的外部凸起连接到 CD4 受体，该受体只能在免疫细胞亚群中找到。这种锁匙型的反应会使同一细胞中的群组受体以另一种形式结合。如果存在传统的疫苗——可惜并不存在，将能用来产生抗体，这种抗体将覆盖病毒，病毒就无法连接 CD4 或辅助受体。

在很多方面，艾滋病病毒不同于其他简单的病毒。基因密码是核糖核酸，但它正在迅速"反向"转变成脱氧核糖核酸。艾滋病病毒脱氧核糖核酸把自己和人体细胞的染色体脱氧核糖核酸相融合，或者"潜入"其中。因此，它可以"隐藏"起来，也不会被看出是外来物。其他的病毒则无法做到这一点。有些引起感冒或流感的病毒也有自己基因的核糖核酸，但它们没有特殊的机制来转变成脱氧核糖核酸，也不能隐藏在人类基因里面。其他的病毒，比如天花和疱疹开始是脱氧核糖核酸病毒，但它们不会融入人类脱氧核糖核酸，也不会像艾滋病病毒那样通过快速改变基因来完成进化。

艾滋病病毒通过将基因物质病毒形式——核糖核酸转变成脱氧核糖核酸来繁殖子代病毒这一事实使其比其他任何病毒变异和转化的速度更快。父母基因结合或交换时更容易产生艾滋病病毒。最终结果是突变体和嵌合子代病毒的爆炸，因为"适者生存"法则也适用于病毒，那些子代病毒最容易逃避身体的防御系统、传输阻隔或药物治疗，在已经感染的人体中或群体中最有可能产生下一代的病毒。

据最佳估计，艾滋病病毒入侵人体仅仅只有五十到一百年的时间。但生物体要根据其世代时间和子代的数量才能演变。以常规来看，一个单一的艾滋病病毒一天之内会繁殖几十亿子代病毒。作为宿主物种，人类却在每二十到三十年会有两到三个子代。光谱的另一端，有了这样的差异，我们可以很容易地明白为什么艾滋病病毒这个敌人如此强大：因为它的适应能力比我们快得多。大多数其他传染病的病源已经出现很久，在很多情况下，足够几代人在某种程度上发展自身的遗传抗性。早先的研究已经揭示，极小部分人的基因有变化，这种突变被称为德尔塔三十二突变基因，能保护细胞免受艾滋病病毒的感染。博茨瓦纳目前正在开展一项研究项目，目的是确定更多有风险的艾滋病基因，这种基因或增加或降低感染的风险。虽然研究结果无法提供如何选择配偶的信息，但对于如何制造更有效的药物、疫苗或杀菌剂有更宝贵的意义。

认识到艾滋病病毒作为一种病源是多么狡猾、阴险，我们也许就不应该对有些人祈求超自然力量来帮助解释让人费解的现象感到惊讶了。该病毒通过瞄准并摧毁免疫系统引起疾病。其结果是，最终因艾滋病而死亡的途径是多种多样的。其原因可能是细菌结核、真菌脑炎，甚至某种癌症，比如卡波西肉瘤或淋巴瘤。这些疾病唯一的共同特征是依靠完整的免疫系统来避免死亡。艾滋病病毒则会破坏免疫系统。

为什么我们如此确信艾滋病病毒就是艾滋病的起因呢？原因有很多。一个是，艾滋病病毒感染与人体的免疫系统破坏之间有着近乎完美的关联。另一个原因是，药物设计专门用来攻击艾滋病病毒，而只有艾滋病病毒允许患者恢复和长久存活。那些选择忽略这些证据的否定主义者，如果身居要职，就可能会牺牲千百万人的生命。被感染的人可能不愿费力服用挽救生命的药，未感染的人则可能从事危险性行为或者不使用安全套。

法官让莱米去检测，并接受适当的药物治疗时，她的病情已经非常严重了。即便如此，莱米还是想征求祖先的同意再吃药。显然，祖灵也看到了曙光。他们允许莱米吃药活下来。如今，三年过去了，她做得很好。莱米和邪灵好好战斗了一番，但最终莱米赢了。

· *13* ·

他死在中国

恐惧和耻辱

就在他三十岁生日前几个月，他死在中国，两年前，与他结婚一年的妻子死去，三个月前，他妻子的前男友死了。也许是得知他妻子前男友的死讯，才让他想离开这个国家：试图躲避死亡？他留下一个三岁的女儿，那是你见过的最可爱、最聪明的小女孩。

到处还有第三个男人的流言……他也死了吗？

他一生匆忙、急躁。一出生就这样。他妈妈十八岁时生他，过程格外轻松，以至于护士还没来得及洗手去接住他。他完全跳过爬的阶段，就会坐在屁股上滑了。尽管是个新生儿，他却毫不畏惧。四岁时家里就把他送到学校，把他调皮捣蛋的时间限定在下午。五岁时，他舔掉他讨厌的老师邮票上的胶水，让它们不起作用。七岁时，为了证明自己有自主选择衣服的权利，他挑了商店里最绿最丑的裤子。六岁时，他穿过村子，走了至少十公里路，成为由种族隔离引发的汽车爆炸事件的目击者之一。十岁时，为了不想被认为是班里最小的学生，他竟然让校长相信是学校记录错误，而给自己的年龄加上了一岁。十二岁时，他觉得麦克米伦这个名字好听，竟然让主管部门把这个名字加在了他的出生记录上，没人知道他是如何做到的。

他充满好奇心，具有冒险精神，总是朝气蓬勃，偶尔勃然大怒。他身材瘦小，但有一次他给了一个大个子出租司机一记耳光：司机在到地方时想多要钱，而他根本就身无分文。除此之外，他闪烁的眼睛和调皮的笑容足够融化你的心，因交通违法被罚款并没收车辆后，警察还开车把他送回家，这又如何解释呢？

他即可气，又可爱。

他死在中国，躺在可怕的绿色的棺材里，同陌生人埋在一起，不过他一直喜欢绿色。

"爸爸也死了吗？"迪萨纳的三岁女儿哈发问道，当时全家正在收看新闻对 2008 年春天中国地震伤亡的报道。

"没有，没有！当然没有。"哈发的奶奶听到后很是惊恐。女孩才三岁，但很聪明。新闻说的她都听到了。奶奶换了频道。

"但是有人在中国死了，"她坚持道。

"可你的爸爸没事啊。他给我们发信息说他没事。你昨天才跟他通了电话，忘了吗？"

"哦，好吧。所以只有中国人死了吗？"

"是的，只有中国人死了。"为了让三岁孩子不那么害怕，大人说了谎。那时他爸爸在中国已有一个月，一直都给家里发信息和电子邮件，偶尔会打电话。他当时确实没有危险；他在上海，离地震很远。

不到四周的时间，迪萨纳真的死在中国，女儿的问题仿佛成了预言。

他在死前经历了许多重要的事情，包括冲动的恋爱、妻子怀孕、结婚，还时而激增的愤恨。

看似健康的女友已在接受抗逆转录病毒药物治疗，但她却对沉醉爱情中的男友隐瞒了事实。最初的几个月他们形影不离，由于未婚先孕，他们匆忙地举行了婚礼。

为了不被发现，她停用了药物，当然这直接导致她健康状况的恶化。婚礼后一个月，无可否认她病了。当被检测为阳性时，他气得发疯。

"你 ——为什么不告诉我？你怎么能这样？"

他头脑还算清醒，坚持让她加入母婴传播预防计划。在第一家诊所，因不想让她认识的护士发现她的病情，她拒绝接受。后来换到另一家诊所后，她的态度有所缓和。任何人只要见到她憔悴的面容和偶尔起水泡的嘴唇，都能断定她是艾滋病病毒呈阳性者。但她仍试图掩盖大家能看到的事实。因此没人直接说出那个可怕病魔的名字。尽管有流言蜚语和异样的眼光，大家都不会公开来说这件事。至少她又重新用药，未来还是有希望的。

接下来的两年，迪萨纳和他的妻子可以说是在悲伤、绝望、打架，甚至动不动就要离婚中度过的。

也许是吵累了，也许是内疚，她决定选择死亡。她这么说了，然后就拒绝再用药。迪萨纳恳求过，也威胁过，但她就是不听。在生命的最后尽头，她把自己关在房间里，只允许她父母进来喂她吃饭，给她洗澡。渐渐地，她身体越来越弱，骨瘦如柴，皮肤紧贴在骨头上，嘴唇变得鲜红，然后脱水裂开。最后，她的身体就彻底完了。

为什么她不告诉他呢？为什么这不是个独特的故事呢？为什么他不保护自己呢？

她死后，内疚、愤怒、恐惧和绝望折磨着他。也许他没有尽力让她继续用药。为什么她剥夺了他的未来？身体里带有这种病毒，他该如何继续生活？要是检测出错，他的女儿已感染怎么办？他带女儿去重新检测，谢天谢地，她确实是艾滋病病毒阴性者。他心里默默感谢当时极力劝他妻子加入母婴传播预防计划的那位护士。

"这只是个粉刺，还是死亡的预兆?"看着自己稚气的脸，他会想。

他经常感到沮丧，这让他迁怒于身边的人。他二十九岁就成了鳏夫，还有一个两岁的孩子。他艾滋病病毒呈阳性，在接受抗逆转录病毒药物治疗。他会告诉他下一个爱人吗? 他为什么不这样子呢? 他会再结婚吗? 他注定只有一个孩子吗?

他去咨询。他在出现明显病症之前就已开始服用抗逆病毒转录药物，因为体内 CD4 细胞含量惊人的低。

后来，就在他开始慢慢从沮丧中走出来时，他得知了自己妻子前男友的死讯。尽管他们从未见过，但他们可能携带同样的艾滋病病毒菌种。他会是下一个吗? 为什么那个男人会死呢? 他没有用药吗? 迪萨纳停止了服用自己的药。

"我需要出国一阵子。我需要一些空间。我在中国找到了工作;我想学普通话，它会是未来的语言。"

"中国?"

"是的，中国。"

他做了调查，了解到在中国学普通话的同时，可以用自己的英语学位找到一份教学工作。事实上中国已成为那些寻求价廉物品者最爱的目的地。他认识一对夫妇，他们家里所有的建造房屋的材料都是在中国买的。虽然有人对他的工作前景持怀疑态度，但大家都认为他确实需要些自己的时间。他的父母同意照顾他的女儿，一位叔叔愿意资助他这次旅行。他身边亲近的人问他是否带够药物，他向他们保证药物至少足够维持四个月。

不到八周，他就死于脑膜炎。中国官方坚持尸体应在中国火化或埋葬。他们不想让尸体运回博茨瓦纳。

"因为这跟 A. I. D. 这种东西有关。问题在这儿。"一位中国官员低声说道，极不熟悉地念出每个字母。

"您能告诉我，艾滋病这种东西是如何传播的吗？"一位和迪萨纳合租一间公寓的美国人问道。迪萨纳第一次出现糊涂症状，并跟他说头痛，痛得自己耳朵都快聋了时，他开车送迪萨纳去了医院。男人蓝色眼睛里的恐惧是那么明显，让人心生怜悯，但迪萨纳的姑姑没心情去教育一个成年人有关艾滋病病毒感染的问题。她有一家人在博茨瓦纳，他们对自己家族成员将被埋在遥远的中国感到震惊。那一周过得很难。她和她的哥哥，也就是迪萨纳的父亲，来到中国待了一周，眼看着靠生命维持设备活着的迪萨纳慢慢离开。

"你做了什么让你接触感染了?"迪萨纳的姑姑问道。这个问题听起来无理、冷漠,还有谴责的意味。她已经十多年没听过这样的问题。她简直不能够相信(自己)还会问这样的问题。

"呃,呃——我只是把他背到车上。我,我……"那个美国人结结巴巴地说,然后沉默了。

"把一个头痛的人背到车上,你不会感染艾滋病的。"她叹了口气。她的电话响了。

"中国人改变主意了吗? 大使能说服他们吗?"迪萨纳祖父的声音非常清晰,好像他就在临近的城镇。打完电话后他才会担心电话费的问题。

"中国这边没有让步,坚持在这边埋葬或火化。"

"火化完全不可能。"

"我知道,爸爸。"

"你妈妈说你们必须再努力说服中国人。"

"爸爸,我们必须接受,我们不得不把他埋葬在这里。"

中国人拒绝让步,所以迪萨纳被埋葬在中国。他既没有尸休也没有棺材的葬礼在村子里成了谈资。他的死因也从未公开过。人人都清楚,但没人说出来。他在博茨瓦纳的医院记录上,由当时说服他接受检测的护士整洁地写上"失去跟进"。

迪萨纳在中国死于艾滋病令人伤感，也似乎太讽刺。中国的艾滋病状况完全不同于博茨瓦纳。在中国，不到1/1000的成年人感染艾滋病病毒，而在博茨瓦纳这个比例是1/4。并且大多数感染的中国人是因非法注射毒品而致，并不像在博茨瓦纳是通过性行为感染。

可是中国却经历过其他恐怖的流行性传染病。2003年中国爆发了非典型肺炎，也称严重急性呼吸综合征，大部分感染者都死了。像艾滋病一样，它是一种新型病毒疾病。与艾滋病病毒/艾滋病不同的是，它极易传播，打喷嚏、咳嗽或握手都能传播。而且它会使感染者很快死亡，并非几年之后，这也与艾滋病不同。大约十年前，报道称另一种新型传染病在中国发现——禽流感。禽流感比其他早期流感类疾病更致命，也会通过咳嗽或打喷嚏传播。那些日子，如果你进入中国主要的机场，检测器会检测你的体温。如果你发烧，就不允许入境，至少是在没有医疗检测情况下。这种做法始于可怕的非典和禽流感时期，五年后的猪流感也是这样做的。这也许就解释了为什么中国官员们如此害怕艾滋病病毒，坚持要将死于艾滋病的人隔离或火化，尽管那些处理尸体的人并不会有感染的危险。

令人惊讶的是，迪萨纳到中国几周后就死于隐球菌脑膜炎。这发生在他妻子死去的两年后和她前男友死去的几个月后，因此他们可能要比迪萨纳更早得到感染。似乎是迪萨纳的妻子传染给他，这也并不确定。

隐球菌脑膜炎通常出现在感染艾滋病病毒后生命的最终阶段。那时，病人由于艾滋病相当虚弱，体内CD4 淋巴细胞计数非常低，临近死亡。从迪萨纳的案例来看，即使离开博茨瓦纳时他带了四个月的药，还是感觉他好像没有接受高效抗逆转录病毒疗法似的，或者药物因为什么原因没有奏效。一旦被确诊为脑膜炎，就应立即使用其他抗真菌药物，从而免受机会性感染，挽救生命。

患者在艾滋病早期，CD4 淋巴细胞数量已减少到正常人的 1/3 或 1/4，同时体重减少，长期腹泻，淋巴结红肿，口腔有白色念珠菌病。通常稍晚一些，肺部会出现感染，尤其是结核病和一些细菌性肺炎。由于艾滋病病毒杀死越来越多的免疫细胞，CD4 细胞数量会下降到正常值的 10% 甚至更低，脑膜炎或肺结核扩散到全身。这个阶段，拯救病人更加困难，但如果用高效抗逆转录病毒疗法治疗艾滋病，用抗真菌药物像氟康唑治疗脑膜炎，通常有效。艾滋病患者在接受高效抗逆转录病毒疗法两三年后，体内艾滋病病毒的产生几乎被完全抑制，免疫系统里的 CD4 细胞可能恢复到正常水平的一半。因此迪萨纳在这样免疫异常的晚期阶段离开家去中国似乎让人惊讶，这期间可能会出现致命的机会性感染。他给人的印象是自信且独立，甚至当他身体状况恶化时，他也依然如此。他确实有糊涂、抑郁、严重头痛和耳聋的症状，还伴有发烧，这些都是脑膜炎的典型特征。

迪萨纳把他三岁的女儿留给了父母。这在博茨瓦纳很常见，那里代际之间的家庭集体感非常强，年轻些的成年人更可能远走他乡工作。这种支持型家庭结构也有助于解释为什么虽然有大量的孤儿，但是孤儿院并不常见。把孩子放在孤儿院也就意味着大家庭的破裂，这种破裂不单单来自孩子父母的死亡或身体衰弱。而且孩子与家庭成员相处会比在孤儿院更愉快。因为迪萨纳的妻子在怀孕期间接受了药物预防疗程，所以他的三岁女儿看起来很健康，想必没被传染。为了更加确定，他又带女儿去重新检测，并确认是阴性。

迪萨纳的妻子原本对他隐瞒了自己艾滋病病毒阳性的事实。为了不被察觉，她还暂停了一直服用的高效抗逆转录病毒疗法药物。这产生适得其反的结果，她很快就病了，最终走向死亡。她明确拒绝继续用药。不再用药的原因可能很复杂，但药物疗法被中断确实不好。根据停药时间的长短，停药可能会迅速导致新一代的免疫细胞更换和恢复再次被破坏。也许她放弃用药是因为传染给她丈夫和其他人的罪恶感越来越强烈，或是药物也有毒副作用。抗击艾滋病病毒药物的工作原理与癌症化疗有些类似，癌症化疗的严重副作用比治疗艾滋病相关病毒的副作用还要让人痛苦。事实上，博茨瓦纳通常用齐多夫定来治疗艾滋病，它是最原始的抗逆转录病毒药物之一，也是最先被开发的抗癌药物。2008年，替诺福韦取代了齐多夫定，成为博茨瓦纳治疗艾滋病的首选药物。最近开发出来的替诺福韦，毒副作用都比齐多夫定小很多。

抗药性会因中断用药而更快出现。这就导致了恶性循环：毒副作用会导致中断用药；中断会导致抗药性；抗药性的出现则需要新的或不同的抗逆转录病毒药物来治疗。最新的抗逆转录病毒药物可能有更少的毒性或副作用，但也更贵。在非洲，药物成本是非常重要的。抗艾滋病药物的真实成本也可能与它们的毒副作用和抗药性有关。这些因素使有经验的医疗专家在检验时更加小心谨慎，进行更多次实验室测验。这些远远高于药物本身成本的费用使得非洲大部分地区更难获得药物。

艾滋病流行早期，许多人认为高效抗逆转录病毒疗法有局限，不适合在非洲使用。值得庆幸的是，我们现在已不再有那种想法。事实证明，在非洲使用抗逆转录病毒药物，既符合成本效益，又符合道德规范。然而，病人坚持药物疗程至关重要，因为它是药物疗法系统的关键，这可以让更多的人不再需要高度专业化护理。迪萨纳和他妻子的离世带给他们的直系亲属沉重打击，同时也表明高效抗逆转录病毒疗法项目的经济失败。他们的医疗和药物费用应该通过他们作为工人或父母重新回到社会并发挥职责和作用而被抵消。当他们与艾滋病斗争失败时，我们也都失败了。

迪萨纳、他的妻子和他妻子的前男友都在感染后不久死去，那时博茨瓦纳已经广泛使用了高效抗逆转录病毒疗法。迪萨纳在出现明显病症前就开始服药了，因为他的 CD4 淋巴细胞数量非常低。这有助于解释为什么他得了像脑膜炎那样严重的病。由于三个人都是感染后不久死去，我们可能想知道是否三人共有的艾滋病病毒菌种会更快速地致命。这也可能，但是他们的迅速死亡更可能是行为不当所致，例如，不遵循用药时间表，接触了其他细菌，或者只是运气不好。在博茨瓦纳，研究正在进行并试图解决这类问题。一些艾滋病病毒感染者不到一两年就发展成艾滋病，也有的会在十到十五年后才会有。这因情况而定，因为有的病毒复制快，有的慢，或是因为人们不同的基因使身体能抵抗更长时间。

最后，迪萨纳在博茨瓦纳的医院记录写着"失去跟进"。在临床治疗研究实验上，如果研究的病人无法找到的话，通常会用这种表达。如果病人死了，这种表达也会用。我们不禁想知道像迪萨纳这样让人悲伤又难理解的例子发生的频率是多少，尤其是在2008年，那时全世界在应对艾滋病上已有超过二十五年的经验了。

·14·
奥帕拉的叛逆
青少年和妇女问题

　　奥帕拉，一个十六岁的女孩，是个相貌美丽的人，她深知这一点。她正走向成熟女人阶段，虽然有点早，但也可以这么说，她热切地想表达她的独立性。虽然这总是会使她与她保守的父母作对，但其本身并非坏或特别。她可能情绪多变和孤僻，但她似乎也想把她的衣服脱下来，向世界展示她美丽的自我。对于她的父母来说，她是一个噩梦。他们不得不为这些事进行协商：加长裙边，那裙边正以惊人的方式缩短，还威胁着要把裙子都变成带子；束紧腰带，那本来是要掩盖内裤的，而内裤本该藏住要保留隐私的屁股，却都没有遮住；还有那套薄纱衣裙，那在他们看来是内衣而不是外套。

　　奥帕拉不仅仅是叛逆地穿上暴露的衣服：当地一家报纸开始提供"第3版女孩"时，她就在那群女孩中，排着队脱下她们的衣服展示隐私之处。虽然她没能上报纸，但很可能，某地的某个人有她的照片，某个人有时拿着她的照片挑逗自己。参与的摄影师们年龄比他们的摄像对象要大得多。奥帕拉开始喝酒，也许还吸毒。

当父母的协商未能驯服他们女儿用不合适的方式向世界展示她美丽的冲动时，他们开始乞求、唠叨、呼喊、沉默，甚至殴打。叔叔阿姨们被邀请来开导这个年轻女孩。通过各种手段向她行贿，如新的手机、昂贵的发饰、驾驶课程……

"奥帕拉，我兄弟的孩子，你想要什么?"姑姑绝望地在和她再一次谈话中问道。

一切都是徒劳无功。甚至相反地，事与愿违。奥帕拉开始星期五晚上溜出家门，星期一早上才回来——疲劳，显然也很饥饿，她的饭量显示出——吃到要赶去上学的那刻。一周当中，她像一个被关在笼子里的动物，对兄弟姐妹们嘶吼，看父母的眼神就像他们是她的监狱看守。她对着手机低语，手机一直在震动，但她不会说谁打来的电话。

"事情难呀，她那么镇定、安静地用那双美丽的眼可以看着你! 从不挑战你，也没有无礼地回答你! 你认为你已经说服了她，然后她父母打电话说她还没有停下来!"一位阿姨哀叹道。

"不挑战？没有不敬？我说，这正是她所做的，拒绝与任何人交谈！"一位年长的阿姨和奥帕拉的沟通已经走到了尽头。

"至少她还在学校，"父亲叹息道，为这些小幸运而感激。

"她会怀孕，以这个速度。"母亲说出了两个人都在想的话。

起初，他们最大的恐惧——艾滋病病毒未被提及，但毫无疑问这都在他们脑海中浮现。毕竟，她的一个阿姨本人就在艾滋病的折磨下几乎成了骷髅架。

青少年的叛逆是一个世界性的和古老的现象，在一定程度上，对该人生阶段的挑战和危险的性质取决于在特定的文化和时间中可获得的受禁的"愉悦"。值得庆幸的是，虽然在大多数情况下，这段时间会过去，她会长大成人；她不再需要别人来告诉她，因为举止失当对她无益。她甚至可以找到一种运动或其他一些兴趣，以遏制她无限的能量。

在奥帕拉的案例中，她的家庭禁止的愉悦包括：晚上9点后不在家、吸烟、饮酒、性和不尊重长辈。

她的母亲是一个宗教团体的成员，他们举行活动时，成员们整夜唱歌、跳舞、拍手，让圣灵支配他们，带领他们靠近上帝。她的父亲是大家庭中受人尊敬的一员，他对家庭团结、尊重长辈、教育年轻一代传统价值观的重要性等发表权威观点。奥帕拉的家庭被认为是个有莫劳的(Molao)家，即有家规家法，这样的家庭不太可能养出一个任性的孩子。

因为奥帕拉的叛逆期发生在21世纪头几年的博茨瓦纳，这让她处于各种危险中，包括艾滋病病毒感染。当奥帕拉从周五下午从学校消失到周一早晨被人看到由不同的汽车送回，对于艾滋病病毒的恐惧不可能不再言说了。很显然，一些年长的男人在利用奥帕拉，用现在艾滋病病毒/艾滋病行话中的术语来说，她介入的是"代际性行为"。

"我的女儿，这些男人只想和你发生关系！没有别的想法，我对你发誓！"

"我的女儿，不要被别人对你的赞美愚弄。这只是为了把你弄上床。"

"那个人至少三十五岁！他和你叔叔一样老了。你难道看不到发生了什么吗？你不害怕艾滋病病毒吗？"

"我的女儿，这些人都在利用你！他们完事后，就把你像痰一样吐掉。"

"我兄弟的女儿，这些都是糖爹爹。"

他们确实都是糖爹爹，奥帕拉对于他们而言花不了多少钱：一部手机、一些闲钱、一双耐克鞋、一副太阳镜、蕾丝内衣——这些都不是她自己的父母愿意亲自给她，把她从这些老男人的陷阱中拉出。正是那些东西毁了他们的女儿。

在他们周围有大量的例子，在他们自己的大家庭中，有年轻的女孩，她们在高中教育阶段因怀孕而退学。怀孕、疾病、死亡……这些都是他们预见的奥帕拉现在耕种的果实。

难道她不知道她自己的阿姨们几年前怎么去世的吗？或者另一个阿姨怎么全身起的水泡？或者她自己的表姐在怎样照顾轮椅上刚结婚两年的丈夫？面对这一些例子，她怎么能让自己处于危险之中呢？

奥帕拉的父亲无法公开地谈及她，那会让他泪水涌出；每日简单的寒暄"孩子们怎么样？他们好吗？奥帕拉好吗？"只会让他把目光转向别处，快速点头和转移话题。

奥帕拉的母亲中风住院了，结果是她几乎失去了工作。从那时起，她似乎心不在焉，她需要她丈夫的不断关注。没有人公开指责奥帕拉的行为造成她母亲的中风，但影射比比皆是。

"现在的孩子，他们能早早把你送进坟墓，"一个亲戚说道。

"如果你叫你的孩子，他还能回答你，你就叫你自己是幸运的吧，"另外一个声音附和道。

尽管两年后，幸运地，她的父亲说奥帕拉仍在学校，奇迹般地，没有怀孕。高中毕业考试即将开始，奥帕拉似乎认真对待学习了。"期望她考试通过，"他父亲祈祷，"那样，即使她怀孕了，她也能在以后拾起，走出现在笼罩她的乌云！"奥帕拉的父亲没上过高中，他的梦想是，他的三个孩子都将接受大学教育。奥帕拉是他的长女，他准备送她去私立学校。一些家庭成员将家庭价值观的解体归咎于私立学校。他们认为，西方的教育正在侵蚀着传统的价值观，从而导致周围的任性行为。

"如果她在使用避孕药，那么她可能会发现比怀孕更糟糕的事情了！"她母亲的声音里总含着恐惧。"让我们希望她使用安全套！我们只是希望！"

"但你知道，正因为这些人不想使用安全套，他们才和年轻的女孩睡觉！他们想保护自己，但不想使用安全套。所以他们和年轻的女孩睡觉！"

根据一个保守的估计，奥帕拉的情人数量在两年的时间内是 5 个：全部是年龄比她大的男人，并且，从各方面看，都是已婚者。她在过去的六个月左右，开始"正常"着装。但她似乎并没有能够回归她的同龄人的群体。许多人排斥她和"已婚男人到处跑"。她仍然有一个年长男人作为情人，但她已经开始越来越多地参与家庭活动。为期两年的疯狂似乎正在接近尾声，或者是吗？

　　与年轻男性和年长女性发生性关系情况相比，女孩或年轻女性如奥帕拉更容易与年长男性发生性关系。其结果是艾滋病病毒感染率差异与年龄有关。在南部非洲国家，艾滋病病毒感染非常普遍，多达三分之一的年轻女性在二十岁出头就被感染了。在同一年龄，或许只有十分之一或二十分之一的男性青年被感染。到四十岁，男性比女性感染会更多，因为大多数在年轻时被感染的女性已经死去。至少这是抗逆转录病毒药物在博茨瓦纳广泛使用前的情况，特别是三种药物联合使用作为高效抗逆转录病毒治疗前。

　　据报道，在非洲，一些艾滋病毒感染的男人认为，与处女发生性关系将治愈他们的艾滋病。但这可能不是年轻女性在博茨瓦纳感染艾滋病病毒的一个主要原因。一个更可能的情况是，大多数男人在艾滋病毒感染的早期阶段不知道他们被感染了。

　　可以理解的是，妇女想怀孕生育孩子，在博茨瓦纳结婚前怀孕和生孩子是很常见的。近十年来，我们一直在博茨瓦纳进行临床研究试验，对艾滋病毒的药物和疫苗进行测试，我们也做了其他问题的研究，如如何确定早期感染，如何减缓疾病的发展速度，以及如何确定遗传和其他增加感染风险的因素。当我们进行这些研究时，有两个因素很关键。首先，参与测试的志愿者中，女性比男性多。这可能是因为在我们咨询的年龄群中，女性比男性感染艾滋病的多。但也可能是，女性觉得更需要找到更多的方法来控制自己与艾滋病的命运。第二个因素很突出，那就是参加试验的妇女怀孕率高于预期。

在测试艾滋病疫苗或治疗药物的研究试验中，女性志愿者被要求申明她们不打算怀孕。但我们发现，例如，约有百分之二十患有艾滋病得以成功治疗的女性在为期三年的试验中怀孕了。女性被要求控制怀孕，部分原因是在测试的一些药物或疫苗只在男性中做过彻底测试，它们导致胎儿畸形或出生缺陷的可能性未被排除。此外，更重要的是要强烈劝阻艾滋病病毒阳性的妇女怀孕，无论她们是否参与试验，以防止更多的艾滋病毒感染的婴儿出生的风险。而在针对孕妇的防止艾滋病母婴传播的试验中，我们发现，那些已经参与了预防试验，并接受了选择性药物来降低母婴传染的很大一部分女性，又出现在后续怀孕的新试验中。这种情况的发生表明生育的欲望是非常强烈的。

在某些情况下，一个艾滋病病毒阴性的妇女有一个艾滋病病毒阳性的伴侣或丈夫。"如果她吃避孕药，那她可能会有比怀孕更糟的事，"奥帕拉的母亲说。"让我们希望她使用安全套。"如果一个艾滋病病毒阴性的女人想有性行为，同时避免感染自己，她和她的伴侣可以使用安全套。然而，如果女人想怀孕，安全套不能使用。任何允许精子通过和生存的障碍法都肯定会允许艾滋病病毒生存。为了解决这个问题，让女人与一个艾滋病病毒阳性或艾滋病病毒状况不明确的性伴侣不使用安全套而进行安全性交的杀菌剂的研究已在研发中。

杀菌剂，以阴道润滑剂或栓剂的形式使用，是能够杀死女性接触精液中的任何艾滋病病毒的物质。由于这种凝胶和安全套不同，可以不让性伴侣知道，此方法能由女性控制。不幸的是，第一代杀菌剂在女性中的测试结果令人失望。它们被设计为广谱的消毒剂，会杀死艾滋病病毒和其他性传播的感染性微生物，如那些导致淋病或疱疹的微生物。但当实验物质变得稀释，并在几个小时后被冲走后，它们有时会导致女性生殖器官表面敏感细胞炎症。此办法适得其反，会使女性更容易感染艾滋病病毒，因为表面细胞受损而消毒剂又早被冲走了。然而，阴道杀菌剂的下一代看起来更加有前途。导致炎症的物质不再被使用，而已知有效抵抗艾滋病病毒的抗逆转录病毒药物已经取代了广谱消毒剂。在今后的几年中，我们将知道它们是否有效。

奥帕拉也开始喝酒和吸毒。这些行为明显降低了人的控制力，更容易导致危险的性行为。这可能意味着性伙伴的艾滋病状况不明的机会增加，以及不使用安全套的机会增加。无论哪种方式，饮酒增加了危险的性行为，从而增加了艾滋病病毒感染的风险。饮酒似乎是博茨瓦纳艾滋病流行的一个主要因素，无论是汽布库(Chibuku，自制的啤酒)，或在昂贵的酒吧和饭店里出售的精制酒。吸食大麻在这个国家的一些地区也是一个问题。注射吸毒传播艾滋病病毒在博茨瓦纳是罕见的，这点与世界其他地区不同。

性和怀孕在十几岁的女孩中并非不常见。然而，大多数艾滋病病毒预防的新手段一般不在青少年中进行测试。例如，在怀孕后期以减少出生婴儿感染艾滋病病毒风险的药物测试已经取得了很大的进展。在博茨瓦纳，这种药物测试不能用于艾滋病病毒阳性的已怀孕的青少年，除非研究人员获得他们父母的许可。因为许多青少年不想让他们的父母知道他们是艾滋病病毒感染者，所以他们就无法参加这些试验。这大大增加了他们的新生儿也将被感染艾滋病病毒的风险。

奥帕拉自己的阿姨们最近去世了，大概死于艾滋病病毒/艾滋病。另一个阿姨全身起泡，也许是一种被称为脂溢性皮炎的病症，它也可能源于和艾滋病病毒早期感染相关的细菌感染，或传染性软疣——一种痘病毒感染，一般发生在百分之十到二十的艾滋病患者的晚期。她的表姐护理着坐在轮椅上结婚两年的丈夫。他的病情可能或并非由于艾滋病病毒导致。艾滋病病毒能造成神经系统疾病，包括共济失调，缺乏肌肉控制。在艾滋病后期，严重的消瘦也可能会导致没有力气走路。

也许奥帕拉已经足够幸运逃脱艾滋病病毒感染；但除非她已经经过测试，目前时间还太早而无法判断，因相关疾病要到接触病毒五至十年后才会显现。

· *15* ·

走投无路的波诺

艾滋病病毒/艾滋病孤儿

"法官，电话里有人想和你说话。"我秘书的声音听起来很不安。

"请留下他们的姓名和电话号码，告知他们我稍后会再打过去。"

"他在哭，法官。他说他必须现在和你通话。是个年轻小伙子，也许是一个男孩。我想你应该接这个电话。"

"你知道是怎么回事吗？"

"不知道，但他听起来很绝望。"

"好吧，把电话接进来。"

我本来希望有一个安静的下午，因为我刚完成了一项待审已久的判决。

"您是首席法官尤妮蒂·道吗？"

"不，我不是首席法官。你想和首席法官通话吗?"

"我想和首席法官尤妮蒂·道通话。"

"好吧，我是道法官，但如果你想和首席法官通话，我可以帮你转接，"我希望能结束通话。我无法想象我如何能够帮助电话那头听起来绝望的年轻人。如果他的目的是询问一个要花很长时间才能解决的案件，求助司法常务官是一个更好的选择。如果他是想控诉司法体制，那么首席法官或许是合适的人选。行政工作与我无关，另外我担心和我谈话只会增加他的绝望。

"您是首席法官尤妮蒂·道吗? 我在报纸上看到过您的名字。您帮助妇女和儿童。我真希望我死了! 我想自杀。"那声音听起来要窒息了，那个年轻人在哭。

"你能告诉我你的问题是什么吗?"

"我只是想回学校。我妈妈死了，没有人会帮我。我求助了社会工作者、儿童热线和区公共事务官员。没有人会帮我。我要自杀。我最好自杀。"

"和我通话的是谁?"

"波诺。"

"你多大了?"我在拖延时间去思考该怎么做。

"十八岁。我不知道该怎么办了。我试过自杀，但他们救了我。我希望他们没有救我。我不明白如果他们帮不了我，为什么要救我。我妈妈死了，我的生命也随之结束了。"

"你从哪里打来的？"

"哈博罗内。首席法官，我讨厌我的生活。我就是讨厌它！"

"听着，波诺。你为什么不到洛巴策来，我们好好谈谈呢？"

"我没有钱买公交车票。"

"你觉得你能借到五普拉的车费吗？我会把钱给你，这样你就可以还钱了。"他犹豫了一会儿才同意。

不到两个小时，一个身形瘦长、愁容满面的年轻人走进了我的办公室。

"谢谢您愿意见我。我走投无路了。我不想死，但我还能做什么呢？我试过自杀。我给自己倒了汽油，然后点火，但他们救了我。为了什么？我给您看。"波诺站了起来，要脱掉 T 恤，我阻止了他。没有必要让这个年轻人失望，向他表明我无法处理伤口和严重的伤疤；毕竟，他在一辆炎热的公交上坐了一个小时，憧憬着来自另一端的力量和支持。

"跟我说说你妈妈吧。"

"我妈妈死了。她死前受了很多苦。我是家里最大的。我还有两个弟弟和一个妹妹。

"你爸爸呢？"

"我爸爸……我弟弟妹妹的爸爸在我妈妈生病时抛弃了她。他以前从来没有好好待过我。他总是打我，而我妈妈假装没看见。但现在他抛弃了我们所有人。他走了；我不在乎。他不是我的亲爸爸。"

"你和谁住在一起？"

"我只想回学校去。我们和外祖母还有曾外祖母住在一起。我外祖母在院子里卖汽布库啤酒，所以没有一刻是安静的。她老是卖酒，我妹妹怎么能学习呢？那些男人还总是碰她。我拒绝帮忙卖酒。我去教堂。我的另一个弟弟就很幸运，因为他在寄宿学校。"

"你妈妈是死于艾滋病吗？"我学会了直接问问题，也懂得了这种直接是被人欣赏的。

"是的。"他小声说。

沉默了一会儿，他接着说："没人谈论这件事。但这显而易见。这种沉默简直要了我的命！我们眼看着她日渐消瘦，最后死去，但我们从不谈论这件事！"

我们见面结束后，我把波诺送回了他的家，这样我就能见到他的家人。我把车停在了院子前，院子里满是男人，大约十五人，处于不同的醉酒状态。院子里到处都是装汽布库啤酒的空纸箱。

我走下车，很明显我的着装不适宜出现在某个下午的汽布库啤酒场所。和预期的一样，大多数男人都在看着我，其中一个向我宣布："嘿，你这个女的，过来。我爱你。我想娶你。"

"我也爱你。我想嫁给你。你要定个日子吗？"

那人看起来满脸疑惑。我本应感到尴尬和被冒犯。他觉得我不再有趣了，于是他又开始醉醺醺地摇摆，沉浸于只在他脑子里播放着的音乐。

波诺领着我走过那些男人和一个女人，那个女人是他的姑姑，她正在卖汽布库啤酒，我们一直走到院子里三栋难看的建筑物中最像样的一栋的门口。在第一个房间里，我看见了一个六十多岁的女人，她坐在地板上。她看起来没在做什么事。她似乎只是坐在那里，盯着离她不到四米远的肮脏的墙壁。她让我坐下，当我坐在房间里唯一的沙发上时，一团灰尘升起，使我咳嗽起来。我考虑过站起来，但我知道那样是非常不礼貌的。我想到跳蚤和虱子会附着在我的衣服上，但我决定，既然已经走了这么远，我必须抓住机会，抱着乐观的希望。隔壁房间的门开着，我能听见一个人在痛苦地呻吟。我环顾四周，只见一条骨瘦如柴的腿从一堆破烂不堪的旧毯子里伸出来。

"那是我妈妈。她又老又病。"说这话的人自己看起来也是又老又病。

"我是来和你谈谈波诺的。他来见我了。"

"波诺想得到他得不到的东西。我们去哪儿弄钱送他上学？他只想去教堂读《圣经》。《圣经》会给他买食物吗？"

"也许我能帮上忙。"

"噢，我的孩子，你愿意帮忙？"

"波诺的母亲是怎么死的？"

"她病了很长时间，我的孩子。"

"艾滋病吗？"

"噢，我的孩子，我们不会那样说。但确实是的。她病了很长时间。她受苦了，我的女儿，她受苦了。"

"孩子们的父亲呢？他在哪里？"

"他何曾逗留过，我的孩子？"他只有享乐的时候才需要女人。没错。当她健康的时候，他就像一条常年流淌的河流，从不干涸！现在？你甚至嗅不到一丝他的气味。他走了。他抛弃了我和孩子们！可我怎么照顾他们呢？我妈妈又老又病。我卖汽布库啤酒，而波诺拒绝帮忙。他说他绝不会碰酒。他想整天读《圣经》！天助自助者！你必须和他谈谈。"

我环顾四周，想知道波诺的母亲究竟在这狭窄的环境中的哪一处度过了她最后的日子。我们所处的这一栋建筑，尽管是三处房产中最像样的一栋，是混凝土墙结构，瓦楞铁屋顶的两室建筑。房间很暗，而且很臭，就像预想的那样，因为在这么小的地方睡的人实在太多了。窗帘破烂不堪，墙壁的原色也看不清了。另外两栋建筑不过是简易的棚屋。当时在家的波诺的弟弟和妹妹，以及其他与他们关系不明的孩子，睡在其中一间棚屋里。另一间棚屋用来储存汽布库啤酒和放厨房杂物。三个房间总共睡了十一个人，每个房间不超过九平方米。孩子们的衣服和书放在哪里？一个旧橱柜是我们所在的房间里唯一的家具。如果连最像样的房间里只有这么点家具，那孩子们睡的棚屋里怎么可能有更多的家具呢？

如果一个人看不到摆脱这种痛苦的出口，就不难理解他为什么会想自杀了。看到孩子们的生活条件后，我同意为波诺支付计算机课程的学费，并每月给他两百普拉的津贴。

不过，几个月后，我对波诺和他的兄弟姐妹们的生活参与得更深了。首先，我试图让孩子们的父亲贡献一部分的抚养费。我给他写了这样一封信：

亲爱的先生：

首先让我自我介绍一下，并解释一下我参与这件事的原因。首先，请您明白，我不是以一个法官的身份给您写信，而是以我个人的名义，出于对以下提到的三个孩子应享有的福利的关心。

波诺是在非常悲惨的情况下来找我的，我同意资助他上学。他失去了母亲，生活条件很差，还有三个弟弟妹妹要操心。事实上，我在一所计算机学校为他付了学费，还给了他个人开支津贴。从那以后，我断断续续地帮助过波诺和他的兄弟姐妹。这种交流使我的参与度加深了一个层次。

我得知的信息基本上是这样的。波诺是现已去世的恩卡莫·莫迪丝的长子。波诺有三个弟弟妹妹，分别是科帕诺、图米桑和乐波。您是孩子们的父亲。自1998年恩卡莫去世后，您对自己的孩子们疏于照管。您的孩子们住在一个共有十一个人住的院落里，空间非常拥挤、条件恶劣。该院落同时也是汽布库啤酒的直销场所，因此，平均会有十个男人坐在里面，处于不同的醉酒状态，在院落里走来走去或摇摇晃晃。汽布库啤酒的销售是波诺外祖母的主要收入来源。您的孩子们靠汽布库啤酒的销售收入和社会福利给养生活。在他们的母亲去世和您失踪后，他们被登记为孤儿。您的孩子们需要您的支持。您有一份有收入的工作，应该为孩子们的抚养做出贡献。

显然，以下几点必须得到满足：

a. 孩子们必须搬离他们现在的住所。他们目前的生活条件不仅不利于学习，而且还有一个真正的危险，就是您的女儿最终会被某些醉汉强奸。

　　b. 您必须支付孩子们的抚养费。作为一名警官，您必须挣足够多的钱来养活您的孩子。

　　c. 孩子们必须接受心理咨询，以帮助他们克服母亲的去世以及您遗弃他们所带来的心理问题。

　　d. 波诺必须担任弟弟妹妹监护人的关键角色。

　　我为孩子们提供了一所免费的房子，将于2002年7月1日可供使用，在那里他们可以尝试重建他们的家庭，由波诺担任监护人的角色。我会安排一名社工去看望孩子们并提供心理咨询。

　　您将以货币的形式支付抚养费，我认为每个月给每个孩子两百普拉是合理的。这将使波诺每月获得六百普拉，用于孩子们的衣食出行，以及为他们提供水、电和医疗服务。请给我打电话，以便我们见面并敲定这些安排。如果您拒绝、无视或未能与我取得联系，您的孩子们将在波诺的协助下聘请哈博罗内的律师斯特拉·恩科维女士对您提起法律诉讼。我已提出为他们支付律师费，期望在案件结束后向您收取。

我也给社会和社区发展办公室写了封信，解释了我参与这件事的原因：

亲爱的女士：

这封信是用来解释我参与波诺以及他兄弟姐妹的事情的原因。波诺第一次来找我是在他走投无路的时候，当时他正考虑自杀。我同意为他支付印度国家信息技术学院计算机课程的费用，而且我确实这样做了。我对他有了以下了解。波诺是现已去世的恩卡莫·莫迪丝的长子。他有三个弟弟妹妹，分别是科帕诺、图米桑和乐波。自1998年恩卡莫去世后，孩子们一直由居住在新加拿大第2093号地段的外祖母照料。我去过那个地方好几次，发现那个地方对小孩子生活来说不太理想。孩子们住在一个共有十一个人住的院落里，空间非常拥挤，条件恶劣。该院落同时也是汽布库啤酒的直销场所，因此，平均会有十个男人坐在里面，处于不同的醉酒状态，在院落里走来走去或摇摇晃晃。汽布库啤酒的销售是波诺外祖母的主要收入来源，如果对此不屑一顾是不公平的。毕竟，孩子们靠汽布库啤酒的销售收入和社会福利给养生活。在他们的母亲去世后，他们被登记为孤儿。

在为波诺提供了几个月的每月两百普拉的津贴后，我认为最好的办法是让孩子们搬离他们现在的住所。因此我提供了另一处住所。我希望搬进新家后，两个最小的孩子(正在普通学校读七年级)在学校会表现得更好，而波诺能找到一份工作。科帕诺正在私立学校读五年级，至少他是一名寄宿生。

听闻您的办公室能够帮助支付水费和电费，我感到很高兴。

感谢您，如果您需要了解这件事的其他细节，请随时给我打电话。

随函附上一份转让契据副本，证明我对第2112号地段的所有权，以及一份使用许可备忘录，详细阐明波诺及其兄弟姐妹对第2112号地段的使用条款。

使用许可备忘录

由

尤妮蒂·道【业主】

及

波诺·莫迪丝【居住者】

双方签订

鉴于业主是哈博罗内第2112号地段的注册业主；

鉴于居住者及其三个兄弟姐妹的母亲恩卡莫·莫迪丝现已去世，需要住宿；

鉴于业主在过去一年半的时间内一直在经济上资助居住者，并认为有必要提供额外的帮助；

鉴于业主已与居住者的外祖母、曾外祖母商议，主动向居住者及其兄弟姐妹提供帮助；

鉴于对方已接受这种帮助。

因此，现商定如下：

1. 业主授予居住者及其兄弟姐妹科帕诺、图米桑和乐波于 2002 年 5 月 1 日至 2004 年 4 月 30 日在哈博罗内第 2112 号地段居住的权利。

2. 居住者将居住在第 2112 号地段，并在该地段组建一个家庭，由作为房屋管理人兼领头人波诺和他的兄弟姐妹组成。

3. 使用许可是免费的，其唯一动机基于居住者的家庭情况，即他失去了他的母亲，他和他的兄弟姐妹生活在狭窄的环境中，他的经济能力有限。

4. 在现行使用许可终止时，可延长使用许可的期限。这种延期将取决于各种因素，包括居住者的收入情况、兄弟姐妹的教育情况以及居住者及其兄弟姐妹在该场所的行为表现。

5. 未经业主书面同意，居住者及其兄弟姐

妹不得邀请或允许任何其他个人或多人免费或有
偿地居住于第 2112 号地段。

6. 居住者及其兄弟姐妹不得将该财产用于
家庭住宅以外的任何用途。

7. 居住者及其兄弟姐妹须保持该财产处于
整洁状态。

8. 居住者将担任他的兄弟姐妹的监护人的
角色，因此他将管理所有与生活在第 2112 号地
段相关的财务事项。

9. 居住者须承担所有的水电费用。

10. 业主须按市议会规定缴付土地税。

四年过去了，波诺仍然是同胞兄弟姐妹的"父
母"。紧随波诺之后出生的那个弟弟还有一年的大学
要读，其他两个弟妹还有两年的时间才能完成高中学
业。事实证明，他们的父亲对自己的孩子丝毫不感兴
趣，也没有为他们提供抚养费。通过政府的援助孤儿
项目，孩子们有饭吃，得到了校服和生活用品，家里
的水电费也得以支付。

波诺在计算机课上表现不佳，因此他发现很难找
到一份固定的工作。在过去的四年里，他做过两份不
同的工作，在这期间，他一直是这个小家庭的定心
丸。孩子们在学校里表现很好，其中一个明年就要大

学毕业了！

　　世界上大约有两百万儿童感染了艾滋病病毒，这些儿童或由艾滋病病毒阳性母亲所生，或是在进入青春期后通过性传播感染。大多数受母亲感染的人现在或将来都会变成孤儿，至少在高效抗逆转录病毒治疗无法挽救母亲生命的情况下是如此。在大多数情况下，要么是父亲最初传染给了母亲，要么是母亲传染给了父亲，因此父母最终都被艾滋病病毒/艾滋病夺去了生命。

　　虽然艾滋病病毒阳性母亲所生婴儿中约有三分之一会被感染，但在妊娠晚期预防性地使用抗逆转录病毒药物会减少感染婴儿的数量。用于减少艾滋病病毒阳性母亲婴儿感染的最常见的干预措施是在分娩时给予母亲一剂奈韦拉平；这样可以有效地将感染婴儿的数量减少至大约 50%。这仍然是非洲使用的最普遍的方法，在非洲大约只有 10% 的艾滋病病毒阳性母亲接受这种方法的治疗，以减少婴儿感染的机会。当孕妇至临产前都未被发现艾滋病病毒阳性时，这通常被认为是唯一可行的选择。在博茨瓦纳，目前更为典型的情况是，孕妇在分娩前几个月被发现艾滋病病毒阳性；她可以在分娩前六至十二周服用齐多夫定甚至用于高效抗逆转录病毒治疗的抗逆转录病毒联合药物。这可能会使新生儿感染率降低90%或更多。

当母亲分娩时单独服用奈韦拉平时，她常常会对该药产生耐药性。如果她不久之后因自身患病而接受高效抗逆转录病毒治疗，服用包括奈韦拉平在内的相关药物，该治疗可能无效。当艾滋病治疗不起作用时，母亲就会死亡，孩子就会成为孤儿，即使他或她已经被保护免受艾滋病病毒的感染。得益于最近在博茨瓦纳进行的研究试验，我们现在知道不应该给孕妇服用短期的奈韦拉平药物。

因此，尽管一些艾滋病孤儿本身就感染了艾滋病病毒，但大多数并没有。世界上大约有一千五百万儿童是艾滋病孤儿。这种情况大多数发生在非洲，并且在社会制度严重不完善的国家。与波诺及其兄弟姐妹的情况一样，大家庭仍然是照顾孤儿的主要单位，但它很少能够提供所需要的帮助。据一些人估计，到2010年，非洲南部多达三分之一的儿童可能会变成艾滋病孤儿，至少在博茨瓦纳和纳米比亚是这样。最近获得的高效抗逆转录病毒治疗应该可以防止这种可怕的局面发生。在过去的六至八年里，由于越来越多地使用药物来减少母婴传播，艾滋病病毒新生儿的数量有所下降。但是，接受高效抗逆转录病毒治疗的成年艾滋病患者人数并没有迅速增加。因此，在治疗进度赶上之前，将会有更多的孤儿产生。

波诺联系道法官时所展现的缺乏支援系统的情况并不罕见。许多家庭人口众多，皆由年迈的祖父母或年长的子女当家。有相当多的孤儿来自不止一个家庭。极端贫困和拥挤的情况很常见。在缺乏监督和成人保护的情况下，性犯罪，特别是针对女孩的性犯罪有所增加。处于孤儿状态的少女更有可能因为走投无路而成为商业性性工作者，从而大大增加了自身感染艾滋病病毒的风险。正规教育可能被终止或中断，童工行为增加。心理创伤可能会产生，就像发生在波诺身上的一样，具有自杀倾向。成为孤儿的耻辱感可能比贫穷或父母感染艾滋病病毒所带来的压力更大。

虽然波诺因艾滋病而成为孤儿，但他和他的兄弟姐妹似乎是在母亲感染艾滋病之前出生的，因此在出生时他们本身没有被艾滋病直接感染的风险。然而，波诺的情况生动地说明了艾滋病病毒是如何对直接感染艾滋病病毒的人之外的人造成更大的影响的。这也表明了兄弟姐妹之间会有相互照顾的强烈动机。

·*16*·
政府行动至关重要
国家的反应

　　博茨瓦纳经常被描述成这样一个非洲国家——民主稳定、经济逐渐增长、腐败程度低，确实如此。这种声誉主要归功于三位伟人——塞雷茨·卡马，1966年至1980年任总统；凯图米莱·马西雷，1980年至1990年任总统；费斯图斯·莫哈埃，1998年至2008年任总统。然而他们的成就也离不开甘愿为国家利益献身的公民领袖和议员。部落首领们也通过酋长议院建设性地行驶他们的权力。然而，具有讽刺性的是，国家经济在增长，社会态度宽容却造成艾滋病病毒的蔓延。在20世纪70年代，博茨瓦纳很少有柏油路和私家车，公共交通系统不完善。到了20世纪90年代，条件的改善使许多年轻人能在工作地哈博罗内或弗朗西斯敦与他们的家乡村庄之间频繁往来，把艾滋病病毒也带来带去。总体而言，非洲城市的艾滋病比例要高于农村。在博茨瓦纳，农村感染率也在快速增长。

20世纪80年代，艾滋病病毒开始在大部分非洲南部地区传播，五至十年后发展成了艾滋病流行，这是因为感染者从感染到免疫系统破坏，中间通常有延迟的时间。在博茨瓦纳和非洲南部的其他国家，艾滋病的高发期出现在2000年至2004年，比美国和撒哈拉沙漠以南的其他地区晚了至少十年。令人吃惊的是，非洲南部的感染率和患病率更高。这是因为不同的性行为吗，例如与多人同时保持性关系？较低的割礼率？不同的病毒？人们不同的遗传背景？还是上述原因都有？

博茨瓦纳、纳米比亚和南非共和国是非洲最富有的三个国家。在新千年的世纪之交，这些国家的人均收入接近泰国和巴西。泰国和巴西这些国家的艾滋病流行时间和艾滋病病毒袭击博茨瓦纳的时间大致相同或略早一点，这些国家因政府积极应对艾滋病流行而受到了高度评价。但非洲南部的艾滋病病毒感染率却比巴西或泰国高二十倍。如果25%的年轻人感染的话，预防母婴传播或治疗的药物花费会构成大得多的经济负担，而这个比例在泰国或巴西只有1%至2%。

由于在1996年艾滋病病毒感染率非常高，马西雷总统邀请了哈佛大学的埃塞克斯博士和他的同事来博茨瓦纳帮助分析现状并提供建议。那时，博茨瓦纳还没有艾滋病专家，哈佛有许多。他们从艾滋病患者和早期艾滋病病毒感染者体内采集血液样本。不久便发现，与之前非洲其他地区的传染病毒不同，博茨瓦纳艾滋病病毒的子类型是 HIV-1 C。博茨瓦纳-哈佛伙伴关系研究所在哈博罗内成立。它很快便成为非洲最大的研究机构。

莫哈埃总统在传染高发期时任职，这位娴熟的领导者不久便成为一名抗击艾滋病的积极分子，至少是以政府官员的身份。任职后不久，他承诺他的每次演讲都要涉及艾滋病问题，他似乎也履行了承诺。他同时也是一位毕业于牛津大学的经济学家和前任财政部长。因此当他建议动用资源去抗击艾滋病时，他被认定会考虑到财政问题。

博茨瓦纳主要的经济收入来自钻石。德比斯瓦纳，一家经营矿场的公司，是博茨瓦纳政府和德比尔斯在非洲数个国家开展业务的大型欧洲跨国公司。德比斯瓦纳员工中的艾滋病患者是在博茨瓦纳最先得到救命药物的人。这清楚地传达了一个信息，艾滋病药物用于拯救熟练矿工是值得的。钻石矿场的工作人员也会受到关于艾滋病病毒和艾滋病的广泛教育。因此，至少根据自愿化验结果显示，他们的感染率要比博茨瓦纳其他成人低。与此同时，其他国家恰恰相反。在南非共和国，矿场工作人员的感染率要高于其他成人。

20世纪80年代后期，献血者需被检测，每两年一次的调查确保了准确的感染者数目。去诊所做产前护理的孕妇会被检测，有性病的男士在诊所治疗时会被检测。艾滋病病毒检测都是匿名进行的。后来会有挨家挨户的调查。自愿检测和咨询中心也在哈博罗内率先成立，随后遍布全国。

到了1999年或2000年，显然像齐多夫定和奈韦拉平等药物已被使用来降低感染母亲传染给婴儿的几率。到了2005年或2006年，80%至90%的博茨瓦纳母亲都加入了预防母婴传播计划。政府计划在母亲妊娠期早期发放药物，事实证明这样做效果更好。政府还会给艾滋病病毒阳性的母亲发放婴儿配方食品，预防婴儿通过母乳喂养感染。政府已给小婴儿提供查巴纳，一种高蛋白质稀粥。

政府为博茨瓦纳-哈佛伙伴关系研究所建造了一栋大楼，并于2001年世界艾滋病日开放。该楼位于博茨瓦纳最大的医院内、作为咨询中心，为诊断和治疗艾滋病提供检测、研究和教育。政府也鼓励其他联合研究者在博茨瓦纳建立基地从事艾滋病相关活动。他们包括贝勒大学的儿科医生，还有宾夕法尼亚大学的传染病专家。在博茨瓦纳进行结核病研究的美国疾病预防控制中心，也将工作扩展到涵盖艾滋病病毒/艾滋病的研究。盖茨和默克基金会通过一个新的叫做非洲全面艾滋病病毒/艾滋病伙伴关系的组织提供了巨大的财政支持。百时美施贵宝公司的拯救未来基金会为儿童建造了一个新的艾滋病中心，并资助治疗实验。制药企业葛兰素威康、勃林格殷格翰、默克和百时美施贵宝在研究、治疗或两个领域上都捐赠了药物。克林顿基金、世界卫生组织和全球基金也加入进来。美国总统防治艾滋病紧急救援计划是由布什总统发起的，选择为包括博茨瓦纳在内的十五个国家提供资金。如果你想确定如何把非洲从艾滋病中拯救出来，博茨瓦纳就是关键。人人都想要付出行动。莫哈埃总统的策略取得了成功。

在 2001 年年末和 2002 年年初，马萨治疗项目——茨瓦纳语是"新黎明"的意思——启动了。政府大宗购买了三种高效抗逆转录病毒疗法药物。首先，大量严重疾病的患者被鉴别分类，为努力挽救尽可能多的生命。结核病人及幼儿父母会被优先考虑。拯救父母有助于缓解孤儿问题；治疗那些有肺结核的艾滋病患者不仅会在带有艾滋病病毒的人群中减少肺结核传播，还会在整体上减少传播。马萨项目正在稳步发展。几年之内，它就从最初在哈博罗内、弗朗西斯敦、马翁和塞罗韦的四个治疗地点，发展为全国三十五个地点。几乎 85% 需要高效抗逆转录病毒疗法治疗的人都在计划名单中，这个百分比甚至等同于只有少数病人需要治疗的发达国家，非洲其他国家甚是羡慕。

治疗和预防计划的发展需要人员培训。计划开始时，博茨瓦纳非常缺少对艾滋病病毒/艾滋病有经验的医生、护士、药剂师、咨询师和实验室人员。KIT-SO 培养计划——知识、创新和培训能够战胜艾滋病（茨瓦纳语中 kitso 也是知识的意思）——由哈佛大学和博茨瓦纳卫生部联合组建，由非洲全面艾滋病病毒/艾滋病伙伴关系资助。该计划开始培训医疗人员，几年之内就通过课程培训了五千多名人员。政府认证的能够开艾滋病药物处方的医疗人员需经过此培训，这确保了药物的适当使用。

政府的马萨项目在美国总统防治艾滋病紧急救援计划资助到款时启动，减少了在直接护理和治疗中的帮助需要。国家允许用美国总统防治艾滋病紧急救援计划的资金进行审查和评估，以确保治疗的高质量。事实证明治疗质量很高。

已展开的研究包括，哪些药物对成人和儿童的治疗最有效，免疫细胞恶化到什么程度开始治疗能够挽救最多生命和节省最多普拉（pula，博茨瓦纳货币）。其他研究还包括怀孕期间何时开始药物治疗能预防艾滋病病毒经母体传给胎儿，使用哪种药物以及怎样通过药物治疗法来降低婴儿在母乳喂养时感染艾滋病病毒和患艾滋病的概率。研究也在多领域里展开，可能不久后将会成功，包括疫苗开发，抗药变体如何演变和传播，以及什么样的做法，如割礼，能够抵抗艾滋病病毒/艾滋病。甚至还包括更多基础研究，例如为什么免疫系统会被病毒破坏，病毒的基因和人类的基因怎样通过产生毒力和保护互相抗衡。

莫哈埃总统的另一个创新就是"退出"计划。任何人进入国家资助的卫生机构都会被问及是否希望拒绝提供艾滋病检测服务。大多数人不会拒绝检测。开始这种做法遭到一些民权倡导者的批评，但计划产出了理想的结果：更多人接受治疗，更多人得知自己感染。已得知感染者会被建议减少感染他人的机会。他们因 CD4 免疫细胞减少，也会被关注并确保接受药物治疗，防止更严重病情出现。所有无法支付费用的人都能够享受免费治疗。

许多既有艾滋病病毒问题，又有旅游业的非洲国家都试图掩盖或者假装艾滋病不是问题。博茨瓦纳是主要的野生旅游胜地，但它采用了相反的方式，通过积极对抗艾滋病，把自己展现给世界。这个做法成功了。旅游业得到发展。国家警察部队和德比斯瓦纳的员工也更渴望参与到研究计划中。这就是行动中的政府领导力。

非洲其他的一些国家也在发展强大，对艾滋病病毒/艾滋病的流行采取强有力的、建设性的应对。这些国家，也不同寻常。例如，塞内加尔展开广泛教育并尽早分发安全套；因为宗教和文化做法，男性割礼率很高；并且性工作者都有执照，执照的持有需定期做艾滋病病毒检测和健康测试。因此，在塞内加尔艾滋病病毒增长率从未超过 1%。乌干达也值得称赞，它是非洲第一个在政府计划下用高效抗逆转录病毒疗法治疗艾滋病患者的国家，甚至比博茨瓦纳还要早。然而，由于财政有限，政府通常把病人交给私人医生，这也就频繁地导致看专家难和用药难的问题。乌干达大量的艾滋病患者已接受治疗，治疗比例比非洲大部分国家高，但仍低于博茨瓦纳。

令人失望的是，患病率整体仍保持不变，甚至有所增长，因为更多的生命被药物挽救，而新感染率却没像希望的那样有所降低。大多数预防策略，无论是疫苗开发还是行为上的改变，都不尽如人意。但预防母婴传播药物的成功是值得骄傲的。博茨瓦纳-哈佛伙伴关系研究所中的我们，和其他人一起，正在研究预防母婴传播的一些药物能否有可能用于预防成人间的性传播。

我们无法确定未来艾滋病的趋势，甚至在博茨瓦纳也无法确定。周边国家南非否认艾滋病，津巴布韦政府腐败，这都给博茨瓦纳造成了影响。非洲南部国家的难民和移民都把博茨瓦纳视为理想国。这也无疑造成了紧张局面，增加了有限资源项目的需求。治疗的成功也有它的局限性。但博茨瓦纳始终如一的积极带头作用让我们很难不乐观。周末又回来了。

英汉医学术语对照表

ACHAP（African Comprehensive HIV/AIDS Partnerships）	非洲全面艾滋病病毒/艾滋病伙伴关系
abdominal pain	腹痛
acute phase	急性发作阶段
active TB disease	活动性结核病
adeno 5a	5a 型腺病毒
AIDS（Acquired Immunodeficiency Syndrome）	艾滋病（获得性免疫缺陷综合征）
alcoholics	酗酒
anemia	贫血
anti-HIV drug	抗艾滋病病毒药物
antiretroviral drugs（ARVs）	抗逆转录病毒药物
Antiretroviral Therapy/Treatment（ART）	抗逆转录病毒治疗

asthma	哮喘
ataxia	共济失调
atripla	立普妥
AZT	齐多夫定，叠氮胸苷
bird flu	禽流感
Boehringer Ingelheim	勃林格殷格翰(制药公司)
blister	水泡
Botswana-Harvard Partnership	博茨瓦纳-哈佛伙伴关系研究所
Bristol-Myers Squibb（BMS）	百时美施贵宝
cachexia	恶病质
CD4 cell	CD4 细胞
CD4 count	CD4 细胞计数
cervical cancer	宫颈癌
chemoprophylaxis	化学预防措施
chimeric progeny viruses	嵌合子代病毒
chromosomes	染色体
circumcision	包皮环割术，割礼
Combivir	可比韦
coreceptor	辅助受体
complete drug cross-resistance patterns	完全交叉耐药机制
cytolytic T cell vaccine	细胞毒性 T 细胞疫苗
DDI（Didanosine）	地达诺新
delta 32	德尔塔 32(突变基因)

dementia	痴呆，精神错乱
depression	抑郁
D4T（Stavudine）	司他夫定
diagnose	诊断
diarrhea	腹泻
diazepam	地西泮
DOT（Directly Observed Therapy）	短程督导化疗
DNA	脱氧核糖核酸
drug resistance	耐药性
drug-resistant strains	耐药菌株
efavirenz（EFV）	依非韦伦
emtricitabine（FTC）	恩曲他滨
encephalitis viruses	脑炎病毒
extremely resistant TB	重耐药结核菌
female circumcision	女性割礼
first line therapy	一线疗法
fluconazole	氟康唑
fungal encephalitis	真菌脑炎
generic drug	仿制药物
gallbladder	胆囊
GlaxoSmithKline	葛兰素史克集团公司
Glaxo Wellcome	葛兰素威康
genital mutilation	生殖器切割

Global Fund (The Global Fund to Fight AIDS, TB and Malaria)	全球基金(抗艾滋病、结核和疟疾全球基金)
goiter	甲状腺肿
gonorrhea	淋病
GP (General Practitioner)	全科医生
gpi20	外膜糖蛋白 gpi20
HAART (Highly Active Antiretroviral Treatment/Therapy)	高效抗逆转录病毒疗法
hairy leukoplakia	口腔黏膜白斑病
hemophiliac	血友病患者
hepatitis B virus	乙型肝炎病毒
herpes	疱疹
herpesvirus	疱疹病毒
high blood pressure	高血压
HIV (Human Immunodeficiency Virus)	艾滋病病毒
HIV/AIDS	艾滋病病毒/艾滋病
human papillomavirus	人类乳头瘤病毒
immune cells	免疫细胞
immune evasion	免疫逃避
immune lymphocyte cell	免疫淋巴细胞
incidence	发病率
incubation period	潜伏期
injection-drug users	注射吸毒者
influenza	流感

integrase inhibitors	抑制剂
intravenous drug	静脉注射毒品
IUD	子宫内节育器
KITSO（Knowledge, Innovation, and Training Shall Overcome AIDS）	KITSO 培养计划（知识、创新和培训能够战胜艾滋病）
lactic acidosis	乳酸酸中毒
Lamivudine/3TC	拉米夫定
Langerhans cells	朗格汉斯细胞
laparoscopy	腹腔镜检查
Lopinavir/Ritonavir	洛匹那韦/利托那韦
low-grade fever	低烧
lymphadenopathy	淋巴结病
lymphocyte	淋巴细胞
lymphoma	淋巴瘤
macrophage	巨噬细胞
malaria	疟疾
Masa Program	马萨项目
measles	麻疹
meninges	脑膜
meningitis	脑膜炎
Merck	默克公司
microbicides	杀菌剂，杀微生物剂
mitochondrial toxicities	线粒体毒性

mother-to-child transmission	母婴传播
molluscum contagisum	传染性软疣
mouth sores	口腔溃疡
mucous membranes	黏膜
multi drug-resistant tuberculosis（MDR-Tb）	耐多药肺结核
multidrug-resistant（MDR）	耐多药
mumps	腮腺炎
muscle weakness	肌无力
mycobacterium tuberculosis	结核分枝杆菌
nausea	恶心
negative	阴性
NVP（Nevirapine）	奈韦拉平
non-nucleoside reverse transcriptase inhibitors	非核苷逆转录酶抑制剂
obligative intracellular parasites	专性胞内寄生虫
opportunistic infection	机会性感染
oral hygiene	口腔卫生
oral lesions	口臭
pancreas	胰腺
pancreatitis	胰腺炎
patent	专利药物
PEPFAR（U. S. President's Emergency Program for AIDS Relief）	美国总统艾滋病紧急救援计划
peripheral neuropathies	周边神经病变

pimple	粉刺
placebo	安慰剂
plasma	血浆
PMTCT（prevention of mother-to-child transmission program）	艾滋病母婴传播预防与控制项目
pneumonia	肺炎
poor nutrition	营养不良
polio	脊髓灰质炎
polymerase chain reaction（PCR）	聚合酶链反应
Princess Marina Hospital	玛丽娜公主医院
prophylactic drugs	预防性药物
protease enzyme	蛋白酶
protective antibodies	保护性抗体
protozoa	原生动物
rabies	狂犬病
respiratory problems	呼吸困难
reverse transcriptase enzyme	逆转录酶
RNA	核糖核酸
RIT	放射免疫疗法
rubella	风疹
SARS（severe acute respiratory syndrome）	非典型肺炎（严重急性呼吸综合征）
seborrheic dermatitis	脂溢性皮炎
second-line therapy	二线治疗
Secure the Future Foundation	拯救未来基金会

set point	设置点
side effect	副作用
skin rashes	皮疹
slow release	缓释
syphilis	梅毒
Tebelopele	泰孛罗贝里中心
Tenofovir（TNF）	替诺福韦
three-drug regimens	三药联合方案
thrush	鹅口疮
Trizivir	三协唯
Truvada	舒发泰
tuberculosis（TB）	结核病，肺结核
Valium	安定
viral load	病毒载量
virus particles	病毒颗粒
virulence	毒力
window period	窗口期
World Health Organization	世界卫生组织
XTB（extremely resistant strain of tuberculosis bacterium）	耐药结核菌
yeast	酵母菌
ZDV（zidovudine）	齐多夫定

茨瓦纳语—汉语对照表

茨瓦纳语	汉语
bogwera	男性成人礼
bogadi/lobola	彩礼
bojale	女性成人礼
Chibuku	汽布库啤酒
Chobe River	乔贝河
Dumela papa	你好，爸爸(一般情况"papa"是"爸爸"的意思，文中法官对一位十岁男孩打招呼，"papa"不指爸爸，仅表示尊重，理解为"年轻人")
dikgaba	迪克哈巴(指厄运一直跟着某个人，因为他或她们的父母做错了事)
Gaborone	哈博罗内(博茨瓦纳首都)
Jwaneng	瓦嫩(地名)

茨瓦纳语	汉语
kitso	知识
Leso legolo ke ditshego	即使最大的灾难也会引人发笑
Lobatse	洛巴策市
Mma	妈妈(放在孩子名前，称呼孩子的妈妈)
Mma Monica	莫妮卡(的)妈妈
Mmago	你妈妈(放在孩子名前，称呼孩子的妈妈)
Mmago Cheshe	切西(的)妈妈
masa	新黎明
molao	莫劳(指家规家法)
mopati	莫帕梯(伙伴，指提醒病人按时吃药的人，通常是病人的朋友或家庭成员)
mophato	莫法塔(参加割礼仪式全程的团队)
Okavango Delta	奥卡万戈三角洲(国家野生动物公园)
Orapa	奥拉帕(地名)
pula	普拉(博茨瓦纳货币)
sangoma	桑合玛(祖鲁语和豪萨语，指传统医生)
sejeso	塞也索(生长在某人体内让人生病的生物)
Selebi-Phikwe	塞莱比-皮奎镇
Shoshong	绍松(地名)
tsabana	查巴纳(一种高蛋白质稀粥)

Further Reading

Chapter 1 The Epidemic

Chin, James. *The AIDS Pandemic: The Collision of Epidemiology with Political Correctness*. Oxford: Radcliffe, 2007.

Essex, Max, Souleymane Mboup, Phyllis J. Kanki, Richard G. Marlink, and Sheila D. Tlou(eds.). *AIDS in Africa* (2nd ed.). New York: Kluwer Academic/Plenum, 2002.

Mboup, Souleymane, Rosemary Musonda, F. Mhalu, and Max Essex. "HIV/AIDS." In *Disease and Mortality in Sub-Saharan Africa* (2nd ed.). Dean T. Jamison, Richard G. Feachem, Malegapuru W. Makgoba, Eduard R. Bos, Florence K. Baingana, Karen J. Hofman,

and Khama O. Rogo, pp. 237-246. Washington, D.C.:
World Bank, 2006.

UNAIDS. *2008 Report on the Global AIDS Epidemic*, Annex 1: *HIV and AIDS Estimates and Data*, *2007 and 2001*. Geneva: UNAIDS, 2008. Available online at: http://data. unaids. 0rg/pub/GlobalReport/2008/ jc1510_2008_global_report_pp211_234_en.pdf.

Chapter 2 Sexual Transmission

Baeten, Jared M., and Julie Overbaugh. "Measuring the Infectiousness of Persons with HIV-I: Opportunities for Preventing Sexual HIV-I Transmission." *Current HIV Research*, 21 (2003): 69-89.

Balzarini, Jan, and Lut Van Damme. "Microbicide Drug Candidates to Prevent HIV Infection." *Lancet*, 369 (2007): 787-797.

Beyrer, Chris. "HIV Epidemiology Update and Transmission Factors: Risks and Risk Contexts: 16th International AIDS Conference Epidemiology Plenary." *Clinical Infectious Diseases*, 44 (2007): 981-987.

Wawer, Maria J., Ronald H. Gray, Nelson K. Sewankambo, David Serwadda, Xianbin Li, Oliver Laeyendecker, Noah Kiwanuka, Godfrey Kigozi, Mohammed

Kiddugavu, Thomas Lutalo, Fred Nalugoda, Fred Wabwire-Mangen, Mary P. Meehan, and Thomas C. Quinn. "Rates of HIV-I Transmission per Coital Act, by Stage of HIV-I Infection, in Rakai, Uganda." *Journal of Infectious Diseases*, 191 (2005): 1403-1409.

Wira, Charles R., and John V. Fahey. "A New Strategy to Understand How HIV Infects Women: Identification of a Window of Vulnerability during the Menstrual Cycle" *AIDS*, 22 (2008): 1909-1917.

Chapter 3   Mother-to-Child Transmission

Breastfeeding and HIV International Transmission Study Group. "Late Postnatal Transmission of HIV-I in Breast-Fed Children: An Individual Patient Data Meta-Analysis". *Journal of Infectious Diseases*, 189 (2004): 2154-2166.

Chigwedere, Pride, George R. Seage III, Tun-Hou Lee, and Max Essex. "Efficacy of Antiretroviral Drugs in Reducing Mother to Child Transmission of HIV in Africa: A Meta-Analysis of Published Clinical Trials". *AIDS Research and Human Retroviruses*, 24 (2008): 827-837.

Coovadia, Hoosen M., and Anna Coutsoudis. "HIV Infant

Feeding, and Survival: Old Wine in New Bottles, but Brimming with Promise.". *AIDS*, 21 (2007): 1837-1840.

Kumwenda, Newton I., Donald R. Hoover, Lynne M. Mofenson, Michael C. Thigpen, George Kafulafula, Qing Li, Linda Mipando, Kondwani Nkanaunena, Tsedal Mebrahtu, Marc Bulterys, Mary Glenn Fowler, and Taha E. Taha. "Extended Antiretroviral Prophylaxis to Reduce Breast-Milk HIV-I Transmission." *New England Journal of Medicine*, 359 (2008):119-129.

Montano, Monty, Matthew Russell, Peter Gilbert, Ibou Thior, Shahin Lockman, Roger Shapiro, Su-Yuan Chang, Tun Hou Lee, and Max Essex. "Comparative Prediction of Perinatal Human Immunodeficiency Virus Type 1 Transmission, Using Multiple Viral Load Markers." *Journal of Infectious Diseases*, 188 (2003): 406-413.

Chapter 4 Diagnosis of HIV Infection

Constantine, Niel T., Guido van der Groen, Elizabeth M. Belsey, and Hiko Tamashiro. "Sensitivity of HIV-Antibody Assays Determined by Seroconversion Panels."

AIDS, 8 (1994): 1715-1720.

Creek, Tracy L., Raphael Ntumy, Khumo Seipone, Monica
   Smith, Mpho Mogodi, Molly Smit, Keitumetse Leg-
   waila, Iris Molokwane, Goitebetswe Tebele, Loeto
   Mazhani, Nathan Shaffer, and Peter H. Kilmarx. "Suc-
   cessful Introduction of Routine Opt-Out HIV Testing
   in Antenatal Care in Botswana." *Journal of Acquired
   Immune Deficiency Syndrome*, 45 (2007): 102-107.

Mine, Madisa, Keabetswe Bedi, Talkmore Maruta, Dignity
   Madziva, Modiri Tau, Tatenda Zana, Tendani
   Gaolathe, Sikhulile Moyo, Khumo Seipone, Ndwapi
   Ndwapi, Max Essex, and Richard Marlink. "Quantita-
   tion of Human Immunodeficiency Virus Type I Viral
   Load in Plasma Using Reverse Transcriptase Activity
   Assay at a District Hospital Laboratory in Botswana:
   A Decentralization Pilot Stady." *Journal of Virological
   Methods*, 159 (2009): 93-97.

Wright, Alexi A., and Ingrid T. Katz. "Home Testing for
   HIV." *New England Journal of Medicine*, 354
   (2006): 437-440.

Chapter 5   AIDS Disease in Adults and
Availability of Treatment

All-Party Parliamentary Group (AAPG) on AIDS. *The*

Treatment Timebomb: Report of the Inquiry of the All-Party Parliamentary Group on AIDS into Long-Term Access to HIV Medicines in the Developing World. London: APPG on AIDS, 2009. Available online at: http://www. aidsportal. org/repos/APPGTimebomb091. pdf.

Bussmann, Hermann, C. William Wester, Ndwapi Ndwapi, Nicolas Grundmann, Tendani Gaolathe, John Puvimanasinghe, Ava Avalos, Madisa Mine, Khumo Seipone, Max Essex, Victor deGruttola, and Richard G. Marlink. "Five-Year Outcomes of Initial Patients Treated in Botswana's National Antiretroviral Treatment Program." *AIDS*, 22 (2008): 2303-2311.

Essex, Max, and Yichen Lu. "HIV/AIDS: Lessons from a New Disease Pandemic." In *Emerging Infections in Asia*(ed.). Yichen Lu, Max Essex, and Bryan Roberts, pp. 133-142. New York: Springer, 2008.

Stevenson, Mario. "Twenty-five Years Later: Can HIV Be Cured?" *Scientific American*, 299 (November 2008): 78-83.

Wainberg, Mark A. "Generic HIV Drugs: Enlightened Policy for Global Health." New *England Journal of Medicine*, 352 (2005): 747-750.

Chapter 6 AIDS in Children

Coovadia, H. M. and Jane G. Schaller. "HIV/AIDS in Children: A Disaster in the Making." *Lancet*, 372 (2008): 271-273.

Ioannidis, John P. A., Athina Tatsioni, Elaine J. Abrams, Marc Bulterys, Robert W Coombs, James J. Goedert, Bette T. Korber, Marie Jeanne Mayaux, Lynne M. Mofenson, Jack Moye, Jr., Marie-Louise Newell, David. E. Shapiro, Jean Paul Teglas, Bruce Thompson, and Jeffrey Wiener. "Maternal Viral Load and Rate of Disease Progression among Vertically HIV-I—Infected Children: An International Meta-Analysis." *AIDS*, 18 (2004): 99-108.

Luzuriaga, Katherine, Margaret McManus, Lynne Mofenson, Paula Britto, Bobbie Graham, and John L. Sullivan, for the PACTG 356 Investigators. "A Trial of Three Antiretroviral Regimens in HIV-I-Infected Children." *New England Journal of Medicine*, 350 (2004): 2471-2480.

Newell, Marie-Louise, Heena Brahmbhatt, and Peter D. Ghys. "Child Mortality and HIV Infection in Africa: A Review." *AIDS*, 18, Suppl. 2 (2004): S27-S34.

Chapter 7 HIV and Tuberculosis

Chaisson, Richard E. and Neil A. Martinson. "Tuberculosis in Africa: Combatting an HIV-Driven Crisis." *New England Journal of Medicine*, 358 (2008): 1089-1092.

Cohen, Gary M. "Access to Diagnostics in Support of HIV/AIDS and Tuberculosis Treatment in Developing Cotultries." *AIDS*, Suppl. 4 (2007): S81-87.

Karim, Salim S. Abdool, Quarraisha Abdool Karim, Gerald Friedland, Umesh Lalloo, and Wafaa M. El Sadr, on behalf of the START Project. "Implementing Antiretroviral Therapy in Resource-Constrained Settings: Opportunities and Challenges in Integrating HIV and Tuberculosis Care." *AIDS*, 18 (2004): 975-979.

Koenig, Robert. "Drug-Resistant Tuberculosis: In South Africa, XDR TB and HIV Prove a Deadly Combination." *Science*, 319 (2008): 894-897.

Maartens, Gary, and Robert J Wilkinson. "Tuberculosis." *Lancet*, 370 (2007): 2030-2043.

Chapter 8 Toxicities and Resistance to Drugs Used to Treat HIV/AIDS

Bisson, Greg, Robert Gross, Veronica Miller, Ian Weller,

and Alexander Walker, on Behalf of the Writing
Group. "Monitoring of Long-Term Toxicities of HIV
Treatments: An International Perspective." *AIDS*, 17
(2003): 2407-2417.

Carr, Andrew, and Janaki Amin. "Efficacy and Tolerabili-
ty of Initial Antiretroviral Therapy: A Systematic Re-
view" *AIDS*, 23 (2009): 343-353.

Clavel, Francois, and Allan J. Hance. "HIV Drug Resist-
ance." *New England Journal of Medicine*, 350
(2004): 1023-1035.

Johnson, Victoria A., Francoise Brun-Vezinet, Bonaventu-
ra Clotet, Huldrych F. Gunthard, Daniel R. Kuritzkes,
Deenan Pillay, Jonathan M. Schapiro, and Douglas D.
Richxnan. "Update of the Drug Resistance Mutations
in HIV-I : Spring 2008." *Topics in HIV Medicine*, 16
(2008): 62-68.

Chapter 9   Blood Transfusion as a Risk for
HIV Infection

Baggaley, Rebecca F., Marie-Claude Boily, Richard G.
White, and Michel Alary. "Risk of HIV-I Transmis-
sion for Parenteral Exposure and Blood Transfusion:
A Systematic Review and Meta-Analysis." *AIDS*, 20

(2006): 805-812.

Constantine, Niel T. "HIV Antibody Testing." In *The AIDS Knowledge Base*, 3rd (ed.). P. T. Cohen, Merle A. Sande, and Paul A. Volberding, pp. 105-112. Philadelphia: Lippincott, Williams and Wilkins, 1999.

Pilcher, Christopher D., Susan A. Fiscus, Trang Q. Nguyen, Evelyn Foust, Leslie Wolf, Del Williams, Rhonda Ashby, Judy Owen O'Dowd, J. Todd McPherson, Brandt Stalzer, Lisa Hightow, William C. Miller, Joseph J. Eron, Jr., Myron S. Cohen, and Peter A. Leone. "Detection of Acute Infections during HIV Testing in North Carolina." *New England Journal of Medicine*, 352 (2005): 1873- 1883.

Zou, Shimian, Roger Y Dodd, Susan L. Stramer, and D. Michael Strong, for the Tissue Safety Study Group. "Probability of Viremia with HBV, HCV, HIV and HTLV among Tissue Donors in the United States." *New England Journal of Medicine*, 351 (2004): 751- 759.

Chapter 10 Male Circumcision to Prevent HIV Infection

Gostin, Lawrence O. and Catherine A. Hankins. "Male

Circumcision as an HIV Prevention Strategy in Sub-
Saharan Africa." *Journal of the American Medical As-
sociation*, 21 (2008): 2539-2541.

Katz, Ingrid T. and Alexi A. Wright. "Circumcision: A
Surgical Strategy for HIV Prevention in Africa." *New
England Journal of Medicine*, 359 (2008): 2412-
2415.

Mandavilli, Apoorva. "Male Circumcision: A New De-
fense against HIV." *Discover*, 29 (2008): 35.

Weiss, Helen A., Daniel Halperin, Robert C. Bailey,
Richard J. Hayes, George Schmid, and Catherine A.
Hankins. "Male Circumcision for HIV Prevention:
From Evidence to Action?" *AIDS*, 22 (2008): 567-
574.

Chapter 11   Development of an HIV Vaccine

Baxouch, Dan H. "Challenges in the Development of an
HIV-I Vaccine." *Nature*, 455 (2008):613-619.

Johnston, Margaret I. and Anthony S. Fauci. "An HIV
Vaccine: Challenges and Prospects." *New England
Journal of Medicine*, 359 (2008): 888-890.

Nkolola, Joseph P. and Max Essex. "Progress towards an
HIV-I Sub-type C Vaccine." *Vaccine*, 24 (2006):

391-401.

Walker, Bruce D. and Dennis R. Burton. "Toward an AIDS Vaccine." *Science*, 320 (2008): 760-764.

Watkins, David I. "Twenty-five Years Later: The Vaccine Search Goes On." *Scientific American*, 299 (November 2008): 69-74.

Chapter 12 Evil Spirits and HIV as the Cause of AIDS

Ashforth, Adam. "An Epidemic of Witchcraft? The Implications of AIDS for the Post-Apartheid State." *African Studies*, 61 (2002): 121-143.

Dow, Unity. *Far and Beyon'* (2nd ed.). San Francisco: Aunt Lute Books, 2002.

Legare, Cristine H., and Susan A. Gelman. "Bewitchment, Biology, or Both: The Co-Existence of Natural and Supernatural Explanatory Frameworks across Development." *Cognitive Sciences*, 32 (2008): 607-642.

Thomas, Felicity. "Indigenous Narratives of HIV/AIDS: Morality and Blame in a Time of Change." *Medical Anthropology*, 27 (2008): 227-256.

Chapter 13   Fear and Stigma

Bos, Arjan E. R., Herman P. Schaalma, and John B. Pryor. "Reducing AIDS-Related Stigma in Developing Countries: The Importance of Theory- and Evidence-Based Interventions." *Psychology*, *Health and Medicine*, 13 (2008): 450-460.

Ehiri, John E., Ebere C. Anyanwu, Emusu Donath, Ijeoma Kanu, and Pauline E. Jolly. "AIDS-Related Stigma in Sub-Saharan Africa: Its Contexts and Potential Intervention Strategies." *AIDS and Public Policy Journal*, 20 (2005): 25-39.

Holzemer, William L. Leana R. Uys, Maureen L. Chirwa, Minrie Greeff, Lucia N. Makoae, Thecla W. Kohi, Priscilla S. Dlamini, Anita L. Stewart, Joseph Mullan, Ren D. Phetlhu, Dean Wantland, and Kevin Durrheim. "Validation of the HIV/AIDS Stigma Instrument—PLWA (HASI-P)." *AIDS Care*, 19 (2007): 1002-1012.

Mahajan, Anish P., Jennifer N. Sayles, Vishal A. Patel, Robert H. Remien, Sharif R. Sawires, Daniel J. Ortiz, Greg Szekeres, and Thomas J. Coates. "Stigma in the HIV/AIDS Epidemic: A Review of the Literature and

Recommendations for the Way Forward." *AIDS*, 22, Suppl. 2 (2008): S67-S79.

Sweat, Michael, Kevin O'Reilly, Caitlin Kennedy, and Amy Medley. "Psychosocial Support for HIV-Infected Populations in Developing Countries: A Key Yet Understudied Component of Positive Prevention." *AIDS*, 21 (2007): 1070-1071.

Chapter 14   Issues of Adolescents and Women

Chersich, Matthew F. and Helen V. Rees. "Vulnerability of Women in Southern Africa to Infection with HIV: Biological Determinants and Priority Health Sector Interventions." *AIDS*, 22, Suppl. 4 (2008): S27-S40.

Leclerc-Madlala, Suzanne. "Age-Disparate and Intergenerational Sex in Southern Africa: The Dynamics of Hypervulnerability." *AIDS*, 22, Suppl. 4 (2008): S17-S25.

Quinn, Thomas C. and Julie Overbaugh. "HIV/AIDS in Women: An Expanding Epidemic." *Science*, 308 (2005): 1582-1583.

Van Damme, Lut, Roshini Govinden, Florence M. Mirembe, Fernand Guedou, Suniti Solomon, Marissa L. Becker, B. S. Pradeep, A. K. Krishnan, Michel Alary,

Bina Pande, Gita Ramjee, Jennifer Deese, Tania Crucitti, and Doug Taylor, for the CS Study Group. "Lack of Effectiveness of Cellulose Sulfate Gel for the Prevention of Vaginal HIV Transmission." *New England Journal of Medicine*, 359 (2008): 463-472.

Van de Wijgert, Janneke H. H. M., and Robin J. Shattock. "Vaginal Microbicides: Moving Ahead after an Unexpected Setback." *AIDS*, 21 (2007): 2369-2376.

Chapter 15　Orphans of HIV/AIDS

Cluver, Lucie D., Frances Gardner, and Don Operario. "Effects of Stigma on the Mental Health of Adolescents Orphaned by AIDS." *Journal of Adolescent Health*, 42 (2008): 410-417.

Foster, Geoff. "Supporting Community Efforts to Assist Orphans in Africa." *New England Journal of Medicine*, 346 (2002): 1907-1910.

Miller, Candace Marie, Sofia Gruskin, S. V. Subramanian, and Jody Heymann. "Emerging Health Disparities in Botswana: Examining the Situation of Orphans during the AIDS Epidemic." *Social Science and Medicine*, 64 (2007): 2476-2486.

Richter, Linda M., and Chris Desmond. "Targeting AIDS Orphans and Child-Headed Households? A Perspective from National Surveys in South Africa, 1995-2005." *AIDS Care*, 20 (2008): 1019-1028.

Chapter 16 A Nation Responds

El-Sadr, Wafaa M., and David Hoos. "The President's Emergency Plan for AIDS Relief: Is the Emergency Over?" *New England Journal of Medicine*, 359 (2008): 553-555.

Kanki, Phyllis J., and Richard G. Marlink (eds.). *A Line Drawn in the Sand: Responses to the AIDS Treatment Crisis in Africa*. Cambridge, Mass.: Harvard Center for Population and Development Studies, 2009.

Ramiah, Ilavenil, and Michael R. Reich. "Building Effective Public-Private Partnerships: Experiences and Lessons from the African Comprehensive HIV/AIDS Partnership (ACHAP)." *Social Science and Medicine*, 63 (2006): 397-408.

Steinbrook, Robert. "The AIDS Epidemic: A Progress Report from Mexico City." *New England Journal of Medicine*, 359 (2008): 885-887.